COMPETENCY IN COMBINING PHARMACOTHERAPY AND PSYCHOTHERAPY

by M. B. Riba, M. D. and R. Balon, M. D.

서문

정신질환의 치료에 약물치료와 정신치료를 병용하는 것은 가장 흔히 사용하게 되는 치료법이다. 대부분의 임상의사는 여러 정신질환을 치료하는데 있어 이러한 두 치료를 병용하는 것이 한가지만 이용하는 것보다 더 효과적이고 이롭다는 것에 동의할 것이다.

약물치료와 정신치료의 병용은 간단한 것처럼 보일 수도 있지만, 이 두 치료의 병용은 꽤 다양하고 복잡한 과정이다. 약물치료는 단기정신치료, 인지행동치료, 정신역동적 정신치료, 지지치료, 대인관계치료를 비롯한 많은 다른 치료들과 병용될 수 있다. 약물치료와 정신치료의 병용은 한 명의 의사에 의해 행해지거나(통합치료) 혹은 두 명 이상의 의사에 의해 행해질 수 있다(협력 혹은 분리치료). 이러한 병용치료에서는 어느 한 치료가 다른 치료보다 먼저 시작되는데, 약물치료가 먼저 시작될 수도 있고 정신치료가 먼저 시작될 수도 있다. 이러한 모든 사항이 약물치료와 정신치료의 병용을 고려할 때 검토되어야 한다. 정신과 수련 심사위원회는 정신과 레지던트들이 정신치료와 약물치료를 병용할 수 있어야 한다고 결정하였다.

이 책은 정신과 레지던트들이 두 치료법을 병용할 수 있는 역량을 기르도록 하는 데 목적이 있다. 따라서 이 책은 간결하고 직접적이며, 임상 지향적으로 읽기 편하게 저술되었다.

통합치료와 분리치료는 임상에서 흔히 사용되기 때문에, 우리는 모든 정신과 레지던트들이 정신치료와 약물치료를 병용하는 법을 확실히 익혀야 한다고 생각한다.

따라서 우리는 이 책을 두 개의 주요 부분으로 나누어 앞부분에서는 통합치료를, 뒷부분에서는 분리치료를 소개하였다. 사실 이 두 파트는 비슷한 문제들을 다루고 있기 때문에, 부분적으로 상당히 유사한 내용을 담고 있다. 하지만, 각 부분은 각각의 목적에 맞는 독립된 내용을 담은 챕터이기 때문에, 우리는 레지던트들이 내용을 각각 따로 읽기를 권하고 싶다.

우리는 이 책이 모든 정신과 레지던트들로 하여금 약물치료와 정신치료를 병용하는 역량을 습득하는 데 도움이 되기를 바란다. 마지막으로 레지던트들이 이러한 중요한 치료분야를 익혀서 치료 역량을 갖추면 정신과 환자들의 삶 개선에도 도움이 될 것이다.

Richard Balon, M.D.

Michelle B. Riba, M.D., M.S.

역자서문

정신질환으로 고통 받는 환자들을 치료하면서 환자에게 과연 무엇이 최적의 치료인가? 라는 고민은 많은 임상가들의 주요 관심일 것입니다. 치료자가 비록 특정 치료방식에 관심을 가지고 있고 또한 그 치료방식으로 많은 환자들을 치료하는데 도움을 받을 지라도, 환자의 입장에서 보다 더 낳은 선택이 있다면 주저 없이 환자를 위하여 그러한 치료방식을 선택할 수 있어야 합니다. 아마도 이러한 것은 치료자의 가치관을 떠나서 환자를 생각하는 기본적인 의료윤리라 할 수 있습니다.

과거 정신질환을 가지고 정신과 외래를 방문하는 많은 환자들에게 약물치료 혹은 정신치료를 행해왔고 또 두 치료를 병행하기도 하였습니다. 하지만 저의 생각과는 달리 환자들은 다른 곳에서 또 다른 치료를 병행하고 있는 경우도 흔했고, 환자에 대한 저의 평가와 치료방식의 선택에도 불구하고 특정 치료를 원하는 경우도 허다하였습니다.

정신치료와 약물치료를 동시에 받고 있는 환자들이 약물의 부작용을 호소할 때 이것을 단순한 약물의 부작용으로 이해해야 할지 또는 치료자에 대한 부정적 전이로 파악해야 할지를 판별하는 일은 대단히 어려웠습니다. 또한 다른 전문의에게 약물치료를 받으며 오로지 정신치료만을 위하여 의뢰가 된 경우 또는 치료자의 진료시간이 부족한 탓에 외부의 다른 치료자에게 정신치료를 받는 경우 그리고 외부의 다른 정신 치료자에게 치료를 받다가 증상이 악화되어 약물치료가 필요하여 의뢰된 경우 등 다양한 치료유형이 존재할 수 있습니다. 하지만 그러한 상황에 놓인 임상의에게 있어 어떻게 하는 것이 최선의 치료인지 그리고 그러한 상황에서 발생한 일들을 어떻게 평가해야 할지에 대한 유요한 가이드는 많지 않았습니다.

이 책은 모든 치료상황에 대한 유효적절한 해답을 제시해주는 텍스트북은 아닙니다. 하지만 치료자가 자칫 간과할 수 있는 여러 상황에서 어떠한 점을 고려해야 할지 일목요연한 목록을 제시해주고 있습니다. 비록 동일한 이름을 가진 정신질환 혹은 증상으로 고통 받고 있는 환자일지라도 저마다 개인사가 다르고 환경이 다르기 때문에 모든 치료상황은 각각의 사례별로 다루어져야 합니다. 따라서 이 책에서 제시해주는 많은 권고사항들을 참고로 하여 늘 자신의 환자를 두고 다양한 가능성에 대하여 고민해보고 슈퍼비전을 받는 과정은 궁극적으로 환자 진료에 큰 도움이 될 것이고 또한 환자의 삶에도 큰 도움이 되리라고 생각을 해봅니다.

끝으로 이 책이 나오기 까지 많은 수고를 해주신 박지은, 김수정 강은실, 하준수 선생님과 하나의학사의 오무근 사장님께도 감사를 드립니다.

역자 이태영

<정신치료분야의 핵심역량>시리즈소개

최근 몇 년간 신경과학과 정신약물학이 급속히 발달하면서 일부 정신과 수련 프로그램들이 정신치료에 관한 교육을 경시해왔다. 이에 많은 레지던트와 교육자들은, 정신질환의 생물학적 원인을 강조하며 "정신"을 경시하고 신체치료를 정신과의 중심 치료 전략으로 삼으려는 경향을 비판했다. 이런 경향은 관리 의료가 보편화하면서 정신과가 아닌 다른 분야의 정신건강 전문가가 정신치료를 시행하고 정신과 의사는 짧은 진료시간에 약물치료를 하는 분리치료가 빈번해지면서 더욱 심화하였다. 정신과 교육자들과 정신과 교육의 소비자인 레지던트들은 모두 이런 경향에 대해 상당한 우려를 표명해왔다.

그러나 모든 의료 전문 분야에서 핵심 역량을 갖추려는 광범위한 운동의 결과, 최근 정신과 의사의 수련과정에서 정신치료의 중요성이 재확인되었다. 의학교육 인준 심의회(ACGME)와 미국 전문의이사회(ABMS)는 1999년 의학 교육을 할 때 학생들의 역량을 측정하기 위해 일련의 조직화한 원칙들이 필요하다고 하였다. 현재 이러한 6가지 원칙들을 - 환자진료, 의학지식, 대인관계 및 소통 기술, 진료에 기초한 학습과 실력향상, 전문성, 시스템에 기초한 진료 - 통틀어 의료교육의 다룰 핵심 역량들이라고 한다.

약 20년 전 미국 교육부가 일으켰던 광범위한 운동의 직접적 결과로 의학교육에서도 이러한 운동이 시작되었다. 이러한 인준 관련 프로젝트들을 포함한 모든 교육 프로젝트들은 교육의 결과를 측정하는 방법을 개발하였다. 의사들의 수련을 담당하는 이들 또한 예외가 아니었다.

다른 의학 분야들과 마찬가지로 정신과 역시 교육에서 다루어야 할 핵심역량의 개념을 정신과 용어로 표현하려고 시도하였다. "역량"이라는 용어가 가지는 개념의 모호함 때문에 정신과 교육자들 사이에서 많은 토론이 벌어졌다. "역량"이란 의사들의 실력이 우수해서 망설임 없이 자기 가족의 치료를 의뢰할 수 있다는 것을 의미하는가? 아니면 적절한 수준의 안전을 보장할 수 있는 기본 지식과 기술을 말하는가? 이러한 물음들은 아직 완벽히 해결되지 않았다. 여러 정신의학 단체들이 교육자들을 위한 합리적 기준을 명확히 규정하려고 노력하고 있기 때문에 앞으로 핵심 역량들의 의미에 대해 더욱 명확한 이해가 이루어질 것이다.

2002년 7월 정신과 수련심사위원회는 모든 정신과 레지던트 수련 프로그램들이 임상 및 강의 커리큘럼에서 6가지 핵심 역량들을 실행할 것을 의무화했다. 핵심 역량들을 실행하지 않는 교육 프로그램들은 인가 조사에서 위반 딱지를 받을 수도 있다. 따라서 수련 감독관들은 자신들의 프로그램에서 레지던트들의 향상 정도와 학습 평가를 위한 더욱 발달한 수단을 개발해야 한다.

정신과 수련심사위원회는 핵심 역량들을 정신과에 적합하게 변화시키는 과정의 하나로 모든 정신과 레지던트들이 훌륭한 정신의학 교육을 받은 후 다섯 가지 다른 정신치료 형태에서 – 장기 정신역동적 정신치료, 지지적 정신치료, 인지-행동치료, 단기 정신치료, 약물을 병용한 정신치료 - 적절한 역량을 갖추어야 한다고 여겼다.

그동안 많은 수련 프로그램들은 이러한 치료법들에 대해 잘 훈련 받은 교수진들과 학습 과정을 촉진할 수 있는 교재들을 구하려고 노력해야 했다. 미국 정신의학 출판사(American Psychiatric Publishing, Inc)는 다섯 지정 분야들 각각에 대한 기본 교재를 출판하는 것이 수련 프로그램에 아주 가치 있는 일이 될 것으로 생각했다. 그래서 2002년 미국 정신 의학 출판사의 수석 편집장인 Robert Hales 박사가 나를 그 다섯 권의 도서 시리즈 편집자로 임명했다. 〈정신치료의 핵심 역량(Core Competencies in Psychotherapy)〉이라는 표제의 이 시리즈는 각 정신 치료 분야의 최고 전문가들이 저술한 다섯 개의 짧은 텍스트들이다. 시리즈의 각 권은 치료의 주요 원칙들을 다루고 있으며 훈련을 통해 레지던트들이 각 치료법에 대한 역량을 갖추었는지 평가하는 방법들을 제안한다. (www.appi.org를 방문하면 이 도서 시리즈에 대해 더 많은 정보를 얻을 수 있고 또한 구매에 대한 정보도 구할 수 있다.)

진정한 정신치료 전문지식은 수년 간의 훌륭한 지도감독과 치료 경험을 통해 습득된다. 그러나 레지던트 수련 기간 기본적인 기술들을 습득하면 초보 정신과 의사들도 자신들이 대면하는 다양한 부류의 환자들에게 적절한 치료를 제공할 수 있을 것이다.

이 책들은 전통적인 정신과 정신치료 교육방법에 - 지도감독, 교실 강의, 다양한 환자들을 상대로 한 임상 경험들 - 귀중한 도움이 될 것이다. 우리는 레지던트들이 이 다섯 권의 내용을 완벽히 익히면 정신치료의 역량을 갖추는데 있어 큰 도약을 이루게 되어 도움을 청하는 환자들을 따뜻하게 보살피게 될 것이라고 확신한다.

Glen O. Gabbard, M.D., Series Editor

Brown Foundation Chair of Psychoanalysis

Professor of Psychiatry Department of Psychiatry and Behavioral Sciences

Director, Baylor Psychiatry Clinic

Baylor College of Medicine, Houston, Texas

추천사

이 책은 원래 미국의 정신과 전공의들을 위해 만들어진 것으로, 한국에서도 잘 알려진 Glen Gabbard 선생의 주도하에 기획된 〈정신치료의 핵심역량 시리즈〉 5권 중 하나로 출판되었다. 이 책은 약물치료를 포함한 각종 생물학적 치료에만 익숙한 정신과 전공의들에게 약물치료와 정신치료의 병합치료가 얼마나 중요한지를 가르쳐주는 길잡이 역할을 하고 있다. 비록 여기에서 논의되는 정신과 수련배경이 전적으로 미국의 것임을 고려할지라도, 이 책의 내용은 우리나라에서 정신과 전공의들을 위한 임상수련 방향을 어떻게 잡아야 할지 결정하는 데 있어 매우 시사적인 내용을 담고 있다.

현대정신의학의 주된 흐름이 정신분석에 근간을 둔 정신사회심리학에서 생물정신의학 위주로 바뀐 지도 벌써 40년이 넘는 시간이 흘렀다. 그 동안에 미국은 물론이고 우리나라에서도 정신과 전공의들의 임상수련 과정은 약물치료와 다른 생물학적 치료법들에 주로 초점을 맞추어 왔다. 그러는 가운데 과거 수련과정에서는 필수적이라 여겨졌던 정신치료 분야는 상대적으로 소홀히 다루어졌고, 다양한 종류의 정신치료들이 정신과 수련에서 반드시 필요한 것은 아니라고 생각하는 정신과 의사들까지 나타나게 되었다. 즉, 정신과 의사는 생물학적 치료만 담당하고 정신치료는 임상심리학

자나 사회사업가, 또는 정신과 인접 분야의 다른 전문가들에게 맡기는 것을 당연하게 여기는 풍조가 두드러졌다. 하지만 이런 변화는 환자의 신체적인 장애만을 다룰 뿐 심리적인 장애는 다룰 수 없는 절름발이 정신과 의사를 양산해냈고, 필연적으로 정신과 의사들의 임상 경쟁력을 심각하게 떨어뜨리는 곤란한 문제를 일으키게 되었다. 10여 년 전부터 점차 미국정신의학회 내에서 이런 기형적인 정신과 수련과정에 대한 반성과 이를 개선하려는 움직임이 거세졌고 그런 움직임의 일환으로 이런 책이 만들어져 나오게 된 것은 늦었지만 다행스런 일이다. 정신의학의 큰 흐름에 있어 많은 부분 미국을 따라가고 있는 우리나라에서도 이런 변화의 움직임은 매우 큰 의미가 있다. 비록 미국 정신과 전공의들을 위해 기획되고 만들어지긴 했지만 이 책은 우리나라 전공의들은 물론이고 최근 수년 이내에 수련과정을 마치고 정신과 전문의가 된 젊은 정신과 의사들에게도 아주 유용할 수 있다. 왜냐하면 정신과 의사들이 임상에서 매일 매일 부딪히는 문제인 정신치료와 약물치료의 병합치료에 있어 분명하고 실증적인 지침을 제공해주기 때문이다.

이 책을 읽다 보면 원저의 방대한 내용을 최대한 꼼꼼하고 정확하게 번역하려고 역자가 많이 노력한 흔적을 곳곳에서 발견하게 된다. 전문 서적을 제대로 번역하는 과정이 얼마나 지루하고 고된 작업인지 잘 알기에 좋은 원전을 오랜 시간 동안 꼼꼼하고 치밀하게 잘 다듬어서 이렇게 출판의 빛을 보게 해준 역자의 성실한 노력에 경의를 표한다. 그리고 이 책이 현재 수련과정을 밟고 있는 모든 정신과 전공의들과 젊은 정신과 전문의들에게 환자들을 위한 최선의 진료를 제공해주는 실용적인 지침서 역할을 할 수 있기를 기대해본다.

한국정신분석학회 회장

성균관의대 삼성서울병원

정신과학교실 주임교수

유범희

차례

1장

통합치료 및 분리치료 소개

지난 10년 간 미국에서는 정신질환을 치료하는 데 있어 약물치료의 비중이 크게 증가했다(Olfson et al. 1999, 2002; West et al. 2003). 사실 미국 내 많은 정신과 의사들에게 있어서 정신치료는 큰 수익이 되는 치료법은 아니다. 하지만, 근거 중심의 치료 지침들은(Lohr 1990) 정신분열증, 양극성 장애, 우울증과 같은 여러 정신질환을 앓고 있는 환자들에게 정신치료를 시행할 것을 권고하고 있다(미국 정신과 협회 1994, 1997, 2000). 게다가 우울증(Keller et al.200), 기분 부전장애(Dunner et al.1996), 불안장애(Barlow et al. 2000; Mavissakalian 1993), 양극성 기분장애(Clarkin et al. 1998), 니코틴 의존 (미국 보건 복지부)의 경우 약물치료와 정신치료를 함께 받은 환자들이 한가지 치료만 받은 환자들에 비해 더 나은 결과를 보일 수 있다는 근거들이 있다.

정신과 레지던트들은 근거 중심의 정신사회적 치료들을(정신치료와 약물치료 모두) 제공할 수 있는 주요 정신 질환들에 대해 적절한 진단과 적절한 종류의 치료(분리치료 혹은 병합치료)를 제공할 수 있어야 한다. 이것은 정신과 진료에서 매우 중요한 부분이다. 따라서 정신과의 수련 프로그램은 레지던트들이 정신치료와 약물치료를 모두 실행하게 하거나 혹은 슈퍼바이저의 지도감독을 받으며 다른 정신건강 종사자들과 협력하게 할 수 있도록 해야 한다. 또한, 이러한 과정을 통해 레지던트들이 정신치료와 약물치료를 제대로 숙달했는지에 대한 역량을 문서로 만들 수 있어야 한다(Epstein and Hundert 2002).

그러나 정신치료와 약물치료를 병합하는 것은 여전히 어려운 문제 중 하나이다 : 특정 치료를 어떤 분야의 종사자가 담당해야 하는지; 치료법의 병합 시기와 단계들은 어떻게 결정할지 (예: 어느 치료를 먼저 시작할 것인가 혹은 두 치료를 동시에 시작할 것인가?). 우리는 환자들이 어떻게 치료를 받으러 오게 되는지에 관한 문제부터 시작하여 그들에게 정신치료와 약물치료를 둘 다 제공할지 아니면 둘 다 못하게 될지 등 아마도 가장 복잡하다고 할 수 있는 문제에서부터 논의를 시작할 것이다

정신과적 환자 분류체계 :
시스템이 복잡해졌다

정신과 환자분류는 사실 환자와 임상의들 모두가 아주 혼란스러워 할 정도로 복잡해졌다. 대부분의 환자는 더이상 정신과 의사나 치료사에게 직접 전화할 수 없으며 예약을 해야만 진찰을 받을 수 있다. 대개 환자들이 자신들의 관리 의료 혹은 보험회사를 통해 사회복지사에게 전화해서 전화상으로 자신의 병력과 증상에 대한 정

보를 제공하면 사회복지사가 환자에게 평가를 받으러 갈 장소를 말해준다. 증상이 심하지 않으면, 의사가 아닌 치료사가 먼저 환자를 진료하고 약물치료를 위해 의사에게 진료를 받아야 할지 말지를 결정한다. 이러한 약물에 대한 결정은 평가 초기에 이루어질 수도 있고 혹은 어느 정도의 시간이 흐른 후에 이루어지기도 한다. 치료사가 환자를 위해 정신치료를 계속 시행하고 의사가 향정신병 약물을 처방하는 경우 의사는 ***처방 정신과 의사(prescribing psychiatrist)***로 간주하는데 이러한 치료를 ***분리치료(split treatment)***라고 한다. 물론 처방 의사는 일차 진료의일 수도 있고 혹은 다른 의사일 수도 있다. 일부는 ***협력치료(collaborative treatment, Riba and Balon 1999)***라는 용어를 사용하기도 하는데 우리는 분리치료라는 용어 사용을 선호한다. 그 이유는 치료가 협력적으로 이루어지긴 하지만 – 모든 치료가 협력적으로 이루어지기 때문에 – 분리치료라는 용어가 이러한 치료 시스템 유형에서 발생하는 분화를 더 잘 표현하기 때문이다.

환자들이 정신과 의사에게 첫 평가를 받고 그 정신과 의사로부터 정신치료와 향정신성 약물치료를 모두 받을 수 있을 때, 이러한 치료를 ***통합치료***라고 한다. 이와 유사하게 치료사가 환자를 처음에 진료한 후 정신과 의사에게 의뢰하여 환자가 정신과 의사로부터 정신치료와 약물치료를 모두 받게 되는 경우 역시 통합진료라고 한다.

또한, 많은 주에서 간호사들과 의사보조들도 의사의 지시 하에 약물을 처방할 수 있다. 따라서 환자가 간호사 혹은 의사보조로부터 약물치료를 받는 경우 정신과 의사는 치료를 제공하는 의사가 아니라 지시 혹은 감독하는 슈퍼바이저 정신과 의사가 된다. 게다가 이 책을 저술하는 도중에 뉴멕시코주와 루이지애나주에서 심리사에게 처방 특권을 부여했다. 처방의 자세한 사항들은 여러 전문직 종사자 의사회들이 결정할 것이다. 아직도 뉴멕시코주와 루이지애나주에서 정신과 의사의 지도 혹은 감독 역할은 분명치 않다.

이러한 분리, 통합 치료의 형태들과 관련하여 혼동되는 점은 무엇인가? 다음은 몇몇 그러한 혼동되는 사항들이다.

- 특정 증상에 어떠한 치료를 하는 것이 최선인지를 결정한 지침이 없다.
- 특정 진단에 어떠한 치료를 하는 것이 최선인지를 결정한 지침이 없다.
- 나이, 성별, 동반 정신질환이나 기타 질환의 여부에 따라 어떠한 치료를 하는 것이 최선인지를 결정한 지침이 없다.
- 보험 혹은 의료비 지급 능력에 따라 환자의 분류가 달라질 수 있다. 환자가 치료를 받기 위해 처음 전화를 한 후 진료를 받기까지의 날자 수가 정신과 관리 의료 시스템에서 매우 중요한 요소가 되었다. 또한, 이 시스템은 환자가 반드시 최고의 임상의에게 진료를 받기보다는 가장 빨리 진료를 받을 수 있는 의사에게 진찰을 받는 것을 장려한다.
- 대부분의 보험제도는 특정 기간 정신치료나 약물치료를 받을 수 있는 횟수를 제한하고 있다. 이것은 환자와 환자를 치료하는 전

문의 혹은 정신과 의사와 정신건강 종사자들이 서로 갈등하고 협상하는 원인이 되기도 한다 (이러한 이득들을 정신치료를 위해 사용하면 더 이롭지 않을까?). 일부 보험회사들은 환자들이 정신치료와 약물치료를 같은 날 받는 것을 금지하고 있어 치료 과정을 더욱 복잡하게 만드는 요인이 되고 있다.

- 환자들이 반드시 자신이 원하는 대로 할 수 있는 것은 아니다. 환자가 정신과 의사에게만 진료를 받고 싶어한다 하더라도 그들의 증상에 따라 최소한 첫 진료는 정신과 의사에게서 받지 못할 수도 있다.
- 사회복지사들은 환자들과 전화상담을 하며 환자 분류를 대부분 이행하게 된다. 이 과정에서 상담사들은 자격증이 있는 정신건강분야 종사자가 아닐 수도 있다.
- 역전이 혹은 기타 문제들(재정적 요인들이나 임상의들 간의 경쟁)이 초기 환자분류 혹은 그 이후의 초기 환자 평가 시 발생한다.
- 위에서 언급된 아직 표준화되지 않은 절차들에 의한 결과들이 있지만, 아직 이에 관한 연구는 거의 없다.
- 분리, 통합치료의 문제들을 분류하고 처리하는 최상의 방법들에 대해 여러 분야 종사자들(정신과, 심리학, 사회복지, 일차 진료) 간의 협력이 거의 없다.
- 분리, 통합치료의 문제들은 외래 환자들 환경에서 더 많이 연구되었다. 지난 10년간 분리, 통합치료와 관련된 정신과 입원병동에서의 정신과 레지던트의 역할에 대한 연구는 많지 않았다. 또한, 급성기 환자의 치료, 신속한 평가, 퇴원 등이 정신과 입원환

자 의료 서비스의 핵심으로 주목 받으면서 레지던트들은 과거보다 정신치료를 훨씬 덜 하고 있다.

- 환자를 진단한 후 정신치료와 약물치료를 하기 위하여 환자를 분류하게 되는 일차 진료의의 역할은 중요하다. 그러나 일차 진료의들이 환자들을 잠깐 면담하고 정신과 증상들을 가려내는 것은 여전히 어려운 일이다. 환자들에게서 흔히 나타나는 신체적 증상들(요통, 두통, 피곤 등)과 우울증, 불안 증상들을 구별하는 것은 어렵다. 게다가 일차 진료의들이 환자들의 치료시기를 놓치지 않도록 적절한 시기에 환자들을 유능한 정신 건강 전문가에게 의뢰하기 역시 쉽지 않은 일이다.
- 정신과는 점점 더 전문화되고 있다(노인의학, 소아와 청소년, 물질사용, 법의학, 정신신체의학). 이 때문에 통합치료와 분리치료 중 어느 하나를 택하는 문제가 더욱 복잡해지고 있다. 게다가 이러한 결정에 대한 지침은 여전히 존재하지 않는다.

위에 나열된 문제들은 복잡하고 쉽사리 대답할 수 없는 문제들이다. 우리는 다음을 역량으로 제안한다.

> **역 량**: 정신과 레지던트들은 입원환자와 외래환자의 정신치료와 약물치료를 위하여 자신이 속한 병원의 환자분류 체계를 대하여 알고 하고 있어야 한다.

본 장에서 설명했듯이 환자가 처음 접하게 되는 초기 분류 시스템조차 복잡하다. 편의를 위해 환자는 한 명의 임상의가 약물치료와 정신치료를 모두 시행해 주기를 원할 수도 있지만, 시스템의 성격상 환자는 두 명의 임상의로부터 진료를 받을 수 있다. 이렇게 두 명의 임상의로부터 진료를 받는 경우 한 명의 임상의에게 진료를 받는 것보다 비용이 더 저렴할 수도 있고 그렇지 않을 수도 있다(Dewan 1999; Goldman et al. 1998). 따라서 의료비는 이러한 유형의 치료에서 일차적 유도 요인이 아닐 수도 있다.

환자는 초기 평가를 위해 사회복지사 혹은 심리사를 만날 수 있다. 환자들이 첫 진료를 받게 되는 전문가들의 범주는 대개 일정한 패턴을 따르지 않는다. 어떤 임상의가 시간이 허락되는지 혹은 의료시스템에서 특정한 임상의를 지명했는가에 따라 달라질 수 있다. 향정신성 약물과 관련하여 치료사들은 환자를 정신과 의사나 일차 진료의에게 의뢰할 수 있다. 이러한 예들을 보건대 결국 환자가 첫 진료를 받을 때 어떤 유형의 의료전문가를 만나게 되며 또 어떠한 형태의 진료를 받게 될지를 결정해주는 지침이 아직 없다.

치료사와 의사는 과거에 같이 일했던 경험이 있을 수도 있고 그렇지 않을 수도 있다. 진료 시스템이 밀접하게 연결된 경우 시스템 내의 임상의들은 서로 알고 함께 일하는 경우일 수 있다. 이러한 시스템의 예로는 대학병원의 정신과 외래나 지역 정신건강 클리닉 등이 있다. 이와는 반대로 개방적 시스템에서는 임상의들이 규칙적으로 협력하여 일하지 않는다. 지리적 요인이 이에 대한 원인으로 작용할 수 있다. 즉, 환자가 사는 곳에 치료사들은 많지만, 정신과 의사나 일차 진료의들이 거의 없는 경우 환자는 의사에게 진료를 받기 위해 장거리를 이동해야 할 수도 있다. 그런 경우 치료사와 의사가 함께 일했을 가능성은 작을 것이다. 이와 유사하게 치료사들과 의사들이 너무 많은 지역에서도 전문가들이 너무 많아서 임상의들이 함께 일했을 가능성이 작을 것이다.

이러한 요인들 외에도 환자 분류와 분류의 결과에 따라 분리치료 통합치료 중 어느 한 치료법을 선택하는 결정을 더욱 혼동되고 복잡하게 만드는 많은 요인이 있다. 환자가 어린이, 청소년 혹은 노인인가? 환자가 정신치료와 약물치료의 통합치료 결과에 영향을 끼칠 수 있는 동반질환을 갖고 있는가? 환자가 물질사용과 관련된 문제점을 갖고 있는가? 분리치료와 통합치료 중 어느 치료가 환자에게 더 효과적인가 하는 문제에 영향을 끼칠 수 있는 정신사회적 요인들, 가족 문제, 치료 지속 경험, 정신치료나 약물치료에 관한 신뢰 시스템 등이 존재하는가? 임상의가 환자분류 과정에서 이해해야 하는 개인적 요인이나 기타 요인들은 무엇인가?

역량: 환자들에게 분리치료와 통합치료 중 어떤 치료를 제공할 것인지에 대한 결정에 영향을 미치는 많은 요인이 있는데 정신과 레지던트들은 이러한 환자의 정보를 알아내는 능력을 갖춰야 한다.

통합치료와 분리치료에 대한 사고

"정신과 환자분류 체계 : 시스템이 복잡해졌다"라는 타이틀 하에 위에서 간단하게 제시된 문제들은 아주 중요하면서 또한 그만큼 성가시다. 왜일까? 환자는 더는 임상의로부터 바로 평가를 받을 수 없고, 많은 요인이 환자 평가에 상당한 영향을 끼친다. 이러한 요인 중 상당수는 임상적으로는 중요하지 않지만, 항상 재정, 지리, 보험 측면의 고려를 하여야 한다. 따라서 정신과 레지던트들은 이러한 요소들을 주의 깊게 살펴보고 분리치료와 통합치료 중 어느 치료법이 환자에게 더 적절한지 이해하고 평가해야 할 것이다.

현재 환자의 나이, 진단범주들, 동반질환들 등에 기초하여 치료와 관련한 사항들을 결정하는 기준이나 지침이 존재하지 않는다는 점을 고려할 때 레지던트는 어떻게 특정 환자를 위해 분리치료와 통합치료를 구분하고 이 두 치료 중 어느 치료를 선택할지를 생각할 수 있을까? 이것은 특히 중요한 질문이라고 할 수 있는데, 그 이유는 다른 치료사가 이미 정신치료를 시작한 이후에는 레지던트가 초기 전화 평가나 분류를 하고 특정 시점에서의 환자의 상태를 파악하기 어렵기 때문이다.

이러한 혼동되는 분류 및 평가 시스템이 오늘날의 정신과 치료에서 – 관리 의료 환경, 지역사회 정신건강 클리닉과 심지어 대학병원 통원치료 환경에서 – 점점 표준으로 자리 잡고 있기 때문에 정신과 레지던트는 그러한 사항들을 이해할 수 있는 능력을 갖춰야 한다. 게다가 정신과 레지던트들이 졸업할 때 그들의 분리치료와 통합치료 능력을 평가하는 방법이 마련되어야 한다.

의학교육 인준 심의회 안에 속한 수련심사위원회는(미국 의학협회 2004) 다섯 가지의 정신치료 분야에서의 역량에 대한 요건들을 공표했다. 일반 레지던트들은 졸업할 때쯤이면 이 다섯 치료 형태에 대한 역량을 갖추고 있어야 한다. 각각의 수련 프로그램들은 레지던트들의 이러한 다섯 정신치료 형태들에 대한 능력들을 시험하고 평가하는 방법을 개발해야 한다. 이러한 정신치료 분야 중 하나가 약물치료와 병합한 정신치료다. 수련심사위원회는 정신치료와 약물치료가 통합치료 모델과(정신과 의사나 다른 의사가 정신치료와 약물치료를 모두 제공) 분리치료 모델(의사가 아닌 치료사와 정신과 혹은 다른 의사) 중 어느 모델로 제시되어야 하는지는 지시하지 않는다.

따라서 이 책에서 우리는 레지던트들의 분리치료와 통합치료 능력을 평가하는 지침을 제공할 것이다. 정신과 레지던트들은, 환자들이 평가를 받기 위해 정신과 시스템에 들어올 때, 이것을 복잡하고 혼란스럽게 만드는 요인들을 이해하고, 그들이 분리치료나 통합치료를 받을 때 영향을 끼치는 원칙들과 여러 요인 및 역동을 이해할 수 있어야 한다.

일례로 환자가 치료사와 정신과 의사로부터 분리치료를 받는 기간에 직장을 옮길 수 있다. 새 고용주의 보험회사는 환자의 보험회사가 바뀌었기 때문에 오직 한 명의 임상의에게서만 진료를 받아야 한다고 지시할 수 있다. 그러면 환자는 분리치료 대신에 정신과 의사로부터 통합치료를 받겠다고 결정할 수 있다. 따라서 정신과 의사는 이에 맞춰 치료를 재조정할 수 있어야 할 것이다. 이와 유사하게 어떤 환자가 분리치료를 받고 있는 중 임상적인 호전이 잘 보이지 않을 수 있다. 이때, 정신과 의사는 원인을 판단하고 통합치료를 시행하면 환자의 상태가 더 나아질 수 있는지 결정할 수 있어야 한다. 따라서 정신과 의사는 환자들을 관리하고 요인들을 이해하며 분리치료와 통합치료의 상호 전환을 쉽게 실행할 수 있어야 한다. 정신과 레지던트들은 수련 기간 전체를 통해 통합치료와 분리치료 능력을 습득하고 졸업할 때 그러한 능력을 평가 받아야 한다.

우리는 또한 외래진료 환경에서 성인 정신치료 능력에 역점을 둘 것이다. 우리는 입원환자 병동 또한 분리치료를 제공한다는 것을 알고 있다. 특정 환자집단은(어린이, 노인 환자) 독특한 다른 형태의 분리치료가 필요한데 그 이유는 부모를 비롯한 기타 의료 관련 종사자들과 환자를 보살피는 사람들이 치료에 참여하고 다른 유형의 동의 및 인지해야 할 사항들이 있기 때문이다. 또한, 독특한 역량이 요구되는 다른 유형의 분리치료가 필요한 특정 진단 범주들이(예: 물질남용, 정신신체의학, 법의학) 존재한다. 따라서 이 책은 그 범위를 성인 외래환자를 대상으로 한 정신과적 역량들로 한정한다.

정신과 수련 단계 :
수련 패턴에 대한 역사적인 관점과 현재의 일반적 특성들

수련 1년차와 2년차

정신과 레지던트 수련은 계속해서 발전 중이다. 레지던트들은 학습과 지도에서 점점 더 독립적이 되어가고 있다. 전통적으로 레지던트들은 4년간의 수련 기간 중 첫 두 해를 임상에서 집중적인 지도감독을 받으며 중증 환자들과 함께 병원생활을 하게 된다. 수련 1년차에는 첫 6개월을 내과학과 신경학을 공부하는데 보내야 한다. 또한, 9개월 동안 일반 정신과 병동, 응급병동 당직, 물질남용 수련, 자문-조정 정신의학에 관하여 수련을 받는다. 레지던트 수련 기간의 첫 2년은 대체로 중증 입원환자들에게 역점을 둔다.

일부 레지던트 프로그램들이 수련 기간의 첫 2년 동안 외래환자 및 교대근무를 더 많이 포함하려고 시도해왔지만 쉽지 않았다. 그 이유는 레지던트들의 근무시간 규칙, 면허 요건의 준수, 레지던트들이 입원환자 병원 서비스 관련 치료에 보낸 시간에 대한 재정적 보상, 병원의 정신과 주치의들이 레지던트들을 좀 더 면밀하게 지도 감독해야 하는 필요성 같은 다른 요인들 때문이다.

정신과 레지던트가 수련 기간의 첫 2년을 대부분 입원병동에서(정신과, 내과, 혹은 신경과) 보낸다는 사실은 레지던트들이 실질적 측면에서 협력 혹은 분리치료에 아주 깊이 관여한다는 것을 의미한다. 일례로 정신과 입원병동은 직접의료 관리 그리고 때때로 정신치료 관리의 상당 부분을 관리하는 간호사들, 정신치료를 제공하고 퇴원계획을 세워주는 사회 복지사들, 신체적인 문제들을 담당하는 일차 진료의들과 내과의들과 전문의들, 심리검사와 정신치료를 담당하는 임상심리사들, 주치의인 정신과 의사들, 그리고 주니어 정신과 의사들인 정신과 레지던트들이 협력하여 일하는 모습을 잘 보여주는 곳이다. 정신과 의사들은 약물치료, 전기충격치료 같은 의료 서비스들, 전체적인 리더십, 평가, 진단, 퇴원 등을 제공하게 된다.

역사적으로 이 모델은 일반 병원에 정신과가 개설된 이래 지난 15년 동안 꽤 많이 보급되었다. 15년 전에는 정신과 레지던트들과 정신과 주치의들이 일반 병원에서 정신치료의 많은 부분을 담당했었다. 지난 15여 년 동안 환자의 입원 기간은 상당히 줄어들었고 입원허용 기준 또한 더욱 강화되었다 (심한 자살 충동, 급성 정신병, 폭력 등). 입원환자에 대한 정신과의 치료 모델은 분리치료 혹은 협력치료 모델을 상당 부분 유지하고 있지만, 레지던트와 정신과 주치의들은 과거에 비해 입원환자들에게 정신치료를 덜 시행하고 있다. 정신과 병동의 입원기간 또한 많이 줄어들었기 때문에 필요에 따라 노동력이 더욱 효과적으로 세분되어 정신과 레지던트들과 주치의들이 환자들의 얼굴을 마주 보고 하는 정신치료를 줄이고 약물을 비롯한 다른 의료 관리를 더 많이 실행하고 있다.

정신과 입원병동의 성격은 꽤 많이 변했고 그에 따라 정신과 레지던트들의 역할 또한 변했다. 레지던트들은 주요 급성 정신질환을 앓고 있는 환자들에게 통합치료와 분리치료 모두를 제공할 수 있어야 한다. 그들은 병원에서 간호사들, 임상심리사, 사회복지사, 치료사, 약사들과 협력하여 환자들을 치료할 수 있어야 하며 환자들이 퇴원하여 외래로 정신과 치료를 받을 수 있는지를 판단해야 한다. 정신과 레지던트들과 주치의들은 환자의 재정상태, 병원까지의 거리를 비롯한 다른 요인들에 근거하여 환자가 퇴원하여 통합치료를 받아야 할지 분리치료를 받아야 할지를 결정해야 한다. 수련 기간의 첫 2년 대부분을 입원병동이나 정신과 응급실에서 보내는 레지던트들이 어떻게 외래 진료에 관한 그러한 결정들을 할 수 있을까? 그러한 결정을 내리는 데 지침이 되는 원칙들은 무엇인가? 정책결정 과정에서 해결되고 문서로 기록되어야 할 의존적, 독립적 요인들은 무엇인가?

기본적으로 레지던트들은 외래 환자들을 많이 치료하는 시기인 수련 2년차나 3년차에 접어들면 환자들을 통합 치료할지 분리 치료할지 분류할 수 있는 능력을 갖추어야 한다고 여겨진다. 하지만, 실질적으로 레지던트들은 응급실과 입원병동에서 일하면서 환자들의 퇴원 후 외래진료에 대한 계획을 세우는 수련 1년차와 2년차 때 환자 분류 기술을 익혀야 한다.

수련 3년차와 4년차

많은 정신과 프로그램들에서 레지던트 수련 3년차는 계속해서 많은 외래환자를 치료하는 해이다. 레지던트들은 대체로 거의 모든 시간이 외래진료에 배정되지만, 그들이 그 이전 해에 전문분야 – 노인, 어린이, 청소년, 지역사회 정신건강 – 요건들을 이행하지 않았거나 수련 4년차에 소아, 청소년 레지던트 수련의 일부를 수행하기로 했다면 그러한 전문 분야의 요건들을 충족시켜야 할 것이다. 레지던트들은 수련 3년차를 환자치료, 클리닉, 지도감독, 필수과목 강의 등의 일정표를 작성하면서 매우 바쁘게 보낸다. 게다가 소아, 청소년 정신의학을 부전공으로 수련 받기 원하는 레지던트들이 늘어나고 있는데, 이러한 레지던트들은 수련 3년차에 들어서면 수련 4년차에 시작되는 소아와 청소년 수련 프로그램을 위해 인터뷰를 하게 된다. 따라서 레지던트들은 3년차를 끝낼 때까지 적절한 요건들과 역량들을 갖추어야 한다.

레지던트 수련 3년차는 외래환자 치료에 역점을 두는 해로 분리치료와 통합치료 문제가 대두하는 시기이다. 많은 수련 프로그램들에서 레지던트들은 선배 레지던트들이 돌보던, 정신치료가 아닌 약물치료를 해야 하는 환자들 리스트를 받으면서 수련 3년차를 시작한다. 리스트에 오른 환자들 수는 대체로 많은 편이며 그러한 환자 중 상당수는 몇 개월 동안 진료를 받지 않았고 수년 동안 진단명이 같았던 이들이다.

일부 클리닉의 주치의들은 수년 동안 이러한 약물 관리 환자들을 진찰하지 않았을 것이다. 약물치료를 받는 환자들은 치료사들로부터 정신치료를 받고 있을 수도 있고 그렇지 않을 수도 있으며 치료사는 대학병원 소속일 수도 있고 그렇지 않을 수도 있다. 환자가 대학병원 소속 치료사로부터 정신치료를 받고 레지던트가 약물관리를 위해 그 환자를 진료하는 경우 이것은 분리치료로 간주한다. 환자가 대학병원 소속이 아닌 치료사에게서 진료를 받는다고 해도 여전히 분리치료라고 할 수 있다. 하지만, 협력과 의사소통이 어려워져 분리치료가 복잡해진다. 비록 일부 레지던트들이 정신치료를 자신들의 역할로 여기지 않을지라도, 환자가 정신치료 없이 레지던트로부터 약물치료만 받는다면 이는 통합치료라고 할 수 있다. 우리는 약물치료를 포함하는 환자와의 모든 상호작용이 사실상 통합치료 형태라고 주장하고 싶다. 이것은 우리가 정신치료 의사-환자 관계가 약물을 처방하거나 약물에 대해 토론하는 과정에서 형성된다고 믿기 때문에 문제를 더 복잡하게 만든다(Tasman et al. 2000).

수련 3년차에 레지던트들은 다양한 환경에서 나이와 진단명이 다양한 환자들의(소아, 노인, 지역사회 정신 건강 병원의 환자들) 분리치료와 통합치료에 참여한다. 슈퍼바이저의 지도감독 또한 다양하게 이뤄진다. 교수진들은 레지던트들을 지도감독하고 레지던트들의 환자들을 살펴보면서 많은 환자를 진료한다. 이것은 대체로 어려운 일이다.

장기 정신역동적 정신치료 지도감독은 대체로 개업의들의 병원에서 이루어지며 전통적으로 약물이나 분리치료 사례보다는 역동적 문제들에 중점을 둔다. 지역사회 정신 건강 시스템에서 레지던트들은 사회 복지사들의 도움으로 환자에 대한 사회, 직장, 가족들의 지원에 대한 정보를 얻는다. 소아 정신과 환경은 상당 부분 협력 모델에 기초하며 사회복지, 심리학, 학교정보에 의존하여 아이들을 진료한다. 협력진료의 의료 모델이 존재하는 노인 환경도 마찬가지이다.

수련 3년차는 레지던트들에게 아주 바쁜 해로 이들의 역량은 다양한 유형의 환자들과 작업 환경 및 시스템과 아주 밀접한 관련이 있다. 필수과목 강의는 통합치료와 분리치료 문제보다는 약물치료나 정신치료의 역사와 기술에 더 역점을 둔다. 레지던트들은 어떻게 판단해야 할지 모르는 곤란한 상황에 부닥치기도 하고 어려운 환자들을 진료하기도 한다. 수련 3년차가 끝나갈 때쯤 레지던트들은 자신들이 약물 치료하는 환자들 상당수와 그보다 어려운 정신치료 환자들 일부를 3년차가 될 후배 레지던트들에게 맡기고 싶어 한다.

레지던트들이 후배들에게 맡길 환자를 어떻게 결정하는가 하는 문제는 아주 중요한 것으로 슈퍼바이저와 함께 결정해야 한다. 문제는 수련 프로그램을 통틀어 레지던트들의 모든 환자에 대해 알고 있는 슈퍼바이저는 거의 없다는 것이다. 많은 수련 프로그램에서 3년차 과정의 지도는 자주 단편적으로 이루어진다. 정신과를 비롯한 기타 과들의 수련심사위원회는 레지던트들이 일지를 기록해야 한다고 주장하지만, 레지던트들은 전통적으로 일지를 기록하지 않아 왔다. 정신과의 경우 레지던트들이 수련 3년차, 4년차, 혹은 졸업할 때까지 치료해야 하는 분리치료 혹은 통합치료의 최대 환자 수가 정해져 있지 않다.

일례로 일부 대학 병원들은 수련 3년차가 끝나갈 때쯤이면 3년차 수련의들에게 증세가 안정된 환자들을 일차 진료의에게 보내어 약물치료를 받게 하라고 권한다. 대학병원들이 이러한 권고를 하는 데에는 몇 가지 이유가 있다. 먼저 새로 3년차가 될 레지던트들이 돌봐야 하는 환자들 수가 너무 많아질 것이기 때문이다. 둘째,

인두제 지불제도 아래에서는 같은 환자들을 자주 진료하는 것은 경제적인 면에서 도움이 되지 않기 때문이다. 따라서 대학병원의 정신과 클리닉은 레지던트들이 그러한 환자들을 진료할 때마다 손해를 보는 것이다. 셋째, 보험 회사에 따라 레지던트들의 약물관리 환자 진료에 대한 경제적 보수가 주지 않을 수도 있다. (이것은 그 환자를 돌보는 주치의가 있는지 없는지에 따라 결정된다.) 흥미롭게도 이러한 경제적 사항들을 교육문제 정책 결정 시 고려해야 할지 말아야 할지에 대한 문제가 정신과 내에서 아직 적절히 결정되지 않았다. 레지던트들이 다른 경로를 통해 수익을 얻을 때에도 그들이 제공한 진료 서비스에 대해 보수를 받아야 하는가? 이러한 복잡한 사항들 때문에 레지던트들이 다양한 환경에서 분리치료와 통합치료를 제공하는 아주 집약적인 3년차 과정을 끝낼 때 그들의 능력에 대한 신중한 평가가 더욱 필요하다.

레지던트 4년차는 통합치료와 분리치료 기술을 검토하고 강화시키기에 좋은 시기다. 4년차가 되면 레지던트들은 다양한 환경에서 나이와 동반질환들이 다양한 입원환자와 외래환자의 분리치료와 통합치료에 관해 전반적으로 파악할 수 있게 된다. 그러나 4년차의 문제는 레지던트들 간에, 그리고 프로그램 간에 동질성이 존재하지 않는다는 것이다. 레지던트들은 대개 4년차에 선택과정을 이수하고 연구를 하고 특정 분야 기술을 연마한다. 또한, 레지던트가 소아정신과를 선택하는 경우 그는 4년차를 이러한 부전공을 위한 수련을 하는데 보낼 것이다. 따라서 4년차 과정은 다소 일관성이 없고 많은 레지던트는 로테이션 과정을 선택하는데 이 과정에는 법의학과 노인정신질환이 포함될 수도 있다.

4년차 과정은 전통적으로 레지던트들이 자신들의 분리치료와 통합치료의 기술 연마를 생각하는 시기는 아니다. 대신에 레지던트들은 일자리와 개업에 대해 생각한다. 임상의들은 고임금의 일자리에서 일하는 동안 짧은 시간 많은 약물을 처방해야 한다. 병원 내의 사회 복지사나 임상심리사가 환자 평가를 시행하고 분리치료가 이루어지게 되는 병원의 의사들이 그러한 고수익을 올리는 이들이다. 즉, 고수익 정신과 의사들은 분리치료로 환자의 약물평가와 후속치료를 많이 실행한다. 정신과 의사들이 통합치료로 환자들을 지속적으로 진료하는 것은 그 가능성 여부를 떠나 대개 선호되지 않는다.

4년차 과정에서 레지던트들은 종종 고수익을 올리는 그러한 일자리를 택할 것인가? 하는 선택의 갈림길에 서게 된다. 레지던트들은 의과대학 학자금 대출로 많은 빚을 지고 있고 따라서 분리치료를 하며 고수익을 올리는 일에 마음이 끌리게 된다. 레지던트들이 일자리 탐색을 한 후 수련 프로그램에서 더 많은 분리치료 환자들을 요청하는지는 아직 제대로 연구되지 않았다. 수련과정을 마칠 때 레지던트들에게 제공되는 직책들은 - 그들이 속한 곳이 클리닉이든, 폐쇄적인 시스템이든 혹은 지역사회 정신건강 센터든 - 더 많은 분리치료 기술을 요구한다. 레지던트들을 그러한 직책에 성공적으로 안착하도록 준비시켜야 하는 것이 레지던트들의 능력과 기술 평가를 개선시켜야 하는 주된 이유 중 하나다.

요약

레지던트들이 통합치료와 분리치료를 성공적으로 이행할 수 있느냐 없느냐는 수련 전개 순서, 지도감독 유형과 질, 필수과목 강의를 비롯한 기타 강의 경험들, 임상 경험과 환경, 특정 유형의 진단명 · 나이 · 동반질환을 가진 환자들의 수에 달렸다. 레지던트들이 분리치료와 통합치료의 차이점과 유사점을 파악하려면 이러한 모든 임상 및 강의 경험들이 어떠해야 할까? 지난 15년간 입원환자와 외래환자 치료 및 부전공 수련에 상당한 영향을 끼친 역사적 변화들을 고려했을 때, 일반 성인 수련 프로그램은 그에 걸맞은 통합치료와 분리치료 기술과 역량 평가능력을 갖추고 있는가? 소아와 청소년 정신과의 레지던트들은 자신들의 미래 직업을 위해 적절히 준비하고 있는가?

이 책은 아직 걸음마 단계인 레지던트들의 분리치료와 통합치료 역량 평가에 초점을 맞췄다. 이러한 역량평가는 계속 발전하고 있다. 우리는 이 책에서 제시한 아이디어들이 토론과 연구를 통해 레지던트 수련 방법과 그들의 기술 및 역량 평가 방법을 개선하는데 도움을 주어 레지던트들이 분리치료 혹은 통합치료에서 정신치료와 약물치료를 훌륭히 이행할 수 있게 되기를 바란다. 우리는 이 책 전반에 걸쳐 수련 감독관들과 정신과 레지던트를 위한 지침이 되는 능력 평가 옵션들을 제공할 것이다.

제 1 부

통합 치료

2장

통합치료에서 약물과 정신치료의 선택

통합치료에서 고려해야 할 사항들

통합치료 및 분리치료와 관련된 일부 난제들은 다음과 같다 : 1. 환자 분류 방법, 2. 평가와 진단의 주체, 3. 여러 유형의 정신치료에서 임상의의 경험과 기술 수준, 4. 환자의 목표 및 치료 전념의 정도와 자원, 5. 임상의가 합리적으로 달성하고자 희망하는 것. 환자가 통합치료를 권유 받든 혹은 분리치료를 권유 받든 정신치료 유형과 약물 사용에 관한 문제들은(약물의 사용 여부, 약물 복용 시간, 복용하는 약물 타입) 중요한 관련 인자들이다. 본 장에서 우리는 통합치료 모델에서 약물 및 정신치료, 즉 정신치료와 약물관리를 비롯한 기타 의학적 치료를 제공하는 정신과 레지던트를 주제로 토론할 것이다.

환자가 진료 예약을 위해 전화를 할 때

환자는 건강상의 문제가 있을 때 진료 예약을 위해 전화를 한다.

환자는 자신의 병력, 유사한(혹은 다른) 증상들을 보였던 친구들 혹은 가족 구성원에 대한 경험, 미디어를 통해 얻은 정보, 다른 임상의에게서 들은 정보 (임상의가 전화 진료 예약을 하도록 권한 경우) 등에 기초하여 자신에게 어떤 도움이 필요한지 어느 정도 예측할 수 있다. 또 환자가 아무것도 예상하지 못하고 단지 도움만을 청할 수도 있다.

Bender와 Messener (2003)가 말했듯이 첫 통화는 초보 치료사와 환자 모두에게 어려울 수 있다. 환자의 사생활 보호와 우려사항을 염두에 두고 통화를 해야 한다. 첫 통화의 핵심은 대체로 첫 세션의 시간을 정하고 진료비 보험 적용 여부를 확인하기 위한 것이다. 첫 세션에 걸리는 시간은 현실적이어야 하며(진료의 시작과 끝을 서두르지 않아도 될 정도로 환자와 레지던트 모두에게 적절해야 한다.), 세션의 지속시간과 비용은 구체적으로 명시되어야 한다.

세션의 첫 순간들은 매우 중요하기 때문에 환자에게 불안을 유발할 수 있다. (레지던트들에게도) 환자는 레지던트가 자신을 맞이하는 방법 (대기실에 환자에게 말할 때는 환자의 비밀을 누설하지 않도록 조심해야 한다.), 레지던트의 외모 (레지던트의 표정과 옷차림), 레지던트가 환자와 악수를 하는가 하지 않는가, 한다면 악수하는 방법, 대기실과 사무실의 장식 (사무실에 사적인 용품이 있는가?) 등을 분석할 수도 있다. 첫인상은 거의 모든 상황에서 중요한데, 이것은 의사와 환자 상호작용의 경우도 마찬가지다.

환자들은 편견을 가진 경우가 흔하므로 약물 및 정신치료에 대한 환자들의 신뢰뿐 아니라 편견도 이해하면 도움이 된다(Carli 1999). 일례로 일부 환자는 과거에 향정신성 약물이나 다른 유형의 약물(예: 항생제)을 복용하여 치료에 성공했기 때문에 약물에 대해 열린 생각을 하고 있을 수 있다. 환자가 약물 부작용이나 알레르기 등을 보였던 경우 이러한 사항들에 대해 토론해야 한다.

환자들은 자신의 증상과 그러한 증상에 대한 상상 때문에 두려움을 느껴 정신과 의사에게 진찰을 받는 것을 두려워할 수 있다. 정신과 진료가 영화, 텔레비전을 비롯한 기타 매체에서 부정적으로 다루어지는 사례가 많이 있다. 이러한 매체들에서 정신과 의사의 진료는 감금, 구속, 즉각적인 전기충격요법, 저혈당 유도 쇼크요법 같은 끔찍한 결과를 가져오는 두려운 일로 표현된다. 대부분 환자들은 아마 그러한 것들에 대해 걱정하지 않겠지만, 레지던트는 당연히 이러한 문제들을 평가하고 환자의 두려움과 걱정을 완화하려 해야 한다.

의사-환자 관계는 첫 진료 약속을 위한 전화 통화로 시작된다. 약속 시각을 정하기 위해 환자와 이야기하는 사람이 누구이든 그 사람은 의사의 연장 선상에서 행동해야 한다(Simon 2004). 따라서 그 사람은 환자에게 어떤 이유로 진료 예약을 원하고, 어떤 과정을 겪었으며, 레지던트의 진찰을 받는 데 어려움이 있는지를 물어야 한다. 또한, 환자 병력청취의 한 부분으로써 환자와 정신과 의사 간에 해결되어야 할 환자의 믿음 혹은 문제들이 무엇인지에 대해 물어야 한다.

다음은 환자에게 질문을 고려할 수 있는 물음들이다.

1. 왜 진료를 받기로 했는가?
2. 언제 진료 예약을 위해 전화하기로 했는가?
3. 진료 예약을 정하기 위해 누구와 이야기했는가?
4. 여기서(정신과 클리닉) 일어나는 일에 대해 어떤 선입견을 품고 있는가?
5. 이 진료 예약을 하는 과정에 어떤 어려움이 있었는가?

이러한 개방형 질문들은 정신과 레지던트가 파악해야 하는 환자의 문제들과 사고들 그리고 느낌을 파악하는 데 도움이 된다. 어느 정도 시간이 흐르면 이 중요한 정보를 습득하기 어렵기 때문에 처음에 이러한 질문들을 해야 한다.

> **역량** : 정신과 레지던트는 왜 환자가 정신과적 평가(잠재적으로 약물과 정신치료)를 받으러 왔는지를 질문할 수 있는 능력을 보여주어야 한다.

광범위하게 사고하기

레지던트와 환자 간의 첫 평가는 3장 “통합치료에서 평가와 시작”에서 논의할 것이다. 본 장에서 우리가 중점을 두는 사항은 레지던트가 종종 환자와의 첫 세션에서 진단을 내리는 것을 너무 우려한다는 점이다. 환자는 이미 다른 임상의로부터 진단을 받았을 수도 있다. 환자를 진찰한 후에 레지던트는 반드시 기록하고 진단을 내려야 한다(의료비 청구뿐만 아니라 슈퍼바이저와 검토하기 위해).

그러나, 첫 세션의 목적은 환자들이 레지던트들을 편안히 느끼고 신뢰를 형성할 수 있도록 하는 것이다. 환자는 레지던트가 자신의 현재와 미래 증상들을 고치는 데 도움이 되는 능력, 공감, 기술, 경험을 가졌는지 여부를 알고 싶어 한다. 이 레지던트는 환자가 클리닉에 온 이유를 알고 있는가? 레지던트는 환자에게 관심이 있어 보이는가? 레지던트가 어느 정도 이해한다면 후속 진료를 위해 환자가 레지던트를 다시 찾게 하는 요인은 무엇인가?

환자와 레지던트의 첫 세션은 상당히 중요한데 그 이유는 레지던트가 환자를 돌볼 수 있는 능력을 보여주어야 하기 때문이다. 환자는 레지던트가 어떻게 진료를 해야 하고 또 어떻게 진료를 할 것인지에 선입견을 품고 있을 수도 있고 그렇지 않을 수도 있다. 레지던트는 첫 세션에서 상황을 파악하는 능력은 물론 환자를 위축시키지 않으면서 자신감을 보여주고, 앞으로의 세션들에서 역점을 둘 부분이 무엇인지 제시하고 환자가 후속 진료를 받아야 하는 이유를 제시할 수 있어야 한다. 이것은 상당한 노력과 기술을 필요로 한다.

첫 세션에서 환자는 정신치료에 대해 다음과 같은 여러 질문을 할 수 있다; 소파가 사용되나요? 환자에게 최면을 걸거나 환자를 입원시킵니까? 환자의 배우자도 세션에 참여하도록 요청 받습니까? 환자는 자신의 일들에 대해 어느 정도 밝혀야 합니까? 환자는 얼마나 자주, 그리고 얼마나 오랫동안 -수개월 혹은 수년- 세션에 참여해야 합니까? 그 레지던트가 환자를 치료할 시간을 낼 수 있나요? 그리고 다음 진료에서도 그 레지던트로부터 진료를 받습니까? 환자는 또한 약물에 대해서 다음과 같은 질문을 할 수 있다 : 약물을 복용해야 합니까? 환자가 복용할 약은 환자의 형제나 친구들이 복용했던 약과 비슷합니까? 약은 어떤 부작용을 유발할 수 있습니까? 약이 성욕에도 영향을 끼칩니까? 얼마나 오랫동안 약을 복용해야 합니까? 약값은 얼마입니까?

특히 수련 시작 후 몇 년 동안 레지던트는 환자를 평가하는 것을 두려워할 수 있다. 환자를 진단한 후 치료 계획을 세우고 환자와 동맹을 형성하며 환자가 후속 예약을 하게 하는 것은 정말로 어려운 일이다. 이외에도 레지던트는 환자들에게 도움이 되는 정신치료유형과 그러한 정신치료 제공을 위해 레지던트에게 필요한 치료의 수준을 결정하고, 또한 첫 면담에서 약물에 대한 토론을 하고 처방을 할지도 결정해야 한다.

첫 면담에서 레지던트는 정신치료를 시행한다. 즉 의사-환자 관계를 시작하고 환자와의 동맹관계를 형성하며 환자의 자원, 대처메커니즘, 강점과 약점을 파악하고, 앞으로 진료에서 다룰 사항들을 설정한다. 첫 세션에서 중점을 둔 부분이 약물이든, 진단이든 혹은 그 이외의 것이든, 레지던트는 실력과 자신감을 보여주고 환자의 자아성찰과 목표 설정 역량을 측정할 수 있는 능력을 보여주어야 하며 또한 환자가 다음 단계로 나아갈 준비가 되었는지를 판단해야 한다. 항상 환자의 안전 여부를 평가하여야 한다. 첫 세션이 개방형 질문들로 시작되지만, 시간적 제약 때문에 세션 전체가 개방형으로 진행될 수는 없다. 따라서 레지던트는 좀 더 직접적이 되어야 한다. 기록은 너무 광범위하지 않아야 하고 환자에게 하는 설명은 긍정적인 형태를 취해야 한다.

레지던트가 완벽히 익히기에는 어려운 개념들이 있다. 레지던트가 약물에 관해 이야기하고자 한다면 진단이 이루어져야 한다. 일례로 환자에게 항우울제를 처방하려면 기분장애에 대해 환자와 이야기하여야 한다. 따라서 레지던트는 환자가 들을 자세가 되어 있고 이런 유형의 토론을 받아들일 준비가 되어 있는지 결정해야 한다. 이와 유사하게 환자가 기분 장애를 앓고 있고 치료를 위해 부분적으로 정신치료를 받고 있는 경우 레지던트는 이런 유형의 정신치료에 수반되는 사항들, 진료 횟수, 치료의 목표, 이 정신치료와 약물의 관계 등에 대해 환자와 토론할지를 결정해야 한다. 레지던트는 변화에 대한 환자의 능력을 측정할 방법을 찾아야 한다 (Beitman et al. 2003). 게다가 인격 장애가 동반되는 경우 이를 평가하여 치료 계획에 포함해야 한다. 환자의 과거에 대한 자세한 사항이 없다면 인격 장애를 파악하는 것은 거의 불가능하다.

요약하면 첫 세션에서 정신치료와 약물치료의 병용에 관한 주요 요소들은 다음과 같다.

1. 환자-의사 동맹 형성

2. 환자가 어떻게 첫 진료를 받기로 했는지를 조사하기
3. 약물과 정신치료에 대한 생각들에 관해 질문하고 듣기
4. 진단, 치료계획, 치료유형에 관한 토론을 벌이는 환자의 능력을 평가하기
5. 환자에게 권장되는 치료를 수행할 수 있는 레지던트 자신의 역량을 평가하기
6. 환자에게 치료의 비밀성을 보장하되 비밀이 지켜지지 않을 수 있으면 토의하기 (자해 및 타해의 위험, 아동 학대의 혐의)

약물 : 해결해야 할 일반적인 사항들

환자에게 약물치료가 도움된다면 레지던트는 다음을 결정하고 해결해야 한다.

1. 환자가 약물 복용을 원하는가? 만약 원치 않는다면 이유가 무엇인가? 병을 부인(denial)하는가? 원인을 외부의 탓으로 돌리는가? (Tasman et al. 2000, p.93)
2. 약물치료의 목표 증상들은 어떤 것들인가? 환자를 가장 괴롭게 하거나 환자에게 가장 중요한 증상들은 어떤 것들인가?
3. 향정신성 약물 사용과 상호작용하거나 관련 있는 동반질환들은 무엇인가?
4. 환자에게 가장 큰 고통을 줄 수 있는 약물의 부작용들은 어떤 것들인가? 환자의 가족들에게 가장 큰 고통이 되는 부작용들은?

5. 약물 복용에 장애가 될 수 있는 것들은 무엇인가? 일례로 복용 일정, 혈액검사 및 병원 방문의 필요성, 계속해서 매일 약을 복용하는 것의 일반적 문제점, 약 삼키는 것의 어려움, 약을 잊지 않고 복용하는 것의 어려움, 치료 비용, 직장업무 혹은 학교공부 탓인 문제들(예: 운전).
6. 약물에 대한 환자의 신뢰는? 환자는 향정신성 약물이 중독성이 있거나 뇌에 해를 끼친다고 생각하는가?

레지던트는 약물을 처방할 때 환자(그리고 환자의 가족들)에게 충분한 교육을 제공해야 한다. 일부 주에서는 약물 투여에 대한 동의서에 환자가 서명해야 하고 약물과 부작용에 대한 사실들이 표로 작성되어 제시되어야 한다. 이러한 일들은 어느 정도의 시간이 걸리므로 레지던트는 세션 지속시간을 측정해서 어느 정도의 시간을 이러한 시간에 사용할지 결정해야 한다.

환자들과 가족들은 서두르지 않는다. 일례로 레지던트가 약물에 대한 토론을 시작하되 사실상 약물처방은 다음 진료 때 하는 것이 현명할 수 있다. 약물에 관한 정보는 진단명(예: 우울증)과 함께 집으로 보내질 수 있다. 일부 환자들은 추가 정보를 얻을 수 있는 믿을만한 웹 사이트들을 통해 도움을 받을 수도 있다. 레지던트들은 환자들을 그러한 인터넷 사이트로 안내하고 싶어 할 수도 있다 (Hsiung 2002).

약물 처방에 영향을 끼치는 요인들

약물과 정신치료에 성공하려면 레지던트들은 무엇보다도 각 환자와의 동맹 관계가 제대로 작동하고 있는지 평가해야 한다. 또한, 중요하게 고려해야 할 기술들이 있다. 레지던트들에게 환경은 – 입원환자 대 외래환자 – 중요한 요인이다.

입원환자

다음과 같은 몇 가지 이유 때문에 입원환자는 외래환보다 약물치료를 좀 더 쉽게 시작할 수 있다 : 먼저 환자가 부작용을 보이는지 계속해서 지켜볼 수 있다; 간호사가 정해진 시간에 규칙적으로 약물을 투여한다; 약값이 입원비에 포함된다; 약물에 대해 토론하는 그룹이 있고 많은 환자가 약을 복용하고 있기 때문에 개인 환자들은 소외감을 느끼지 않는다; 환자들은 일상적인 환경(예: 가정, 직장)에 있는 것이 아니므로 운전이나 빠른 반응을 요하는 특정 문제들에 직면하는 일이 없다; 주치의, 간호사를 비롯한 다른 전문가들이 특정 유형의 질환과 관련해서 진단과 약물의 필요성 등을 위해 환자 및 환자 가족들과 이야기할 수 있다.

레지던트들은 또한 입원환자 병동에서 훌륭한 지도감독을 받는다. 주치의들은 종종 환자에게 투여할 약물의 종류, 유형, 복용량에 대해 제안을 한다. 입원병동의 환자들은 수면, 불안, 정신병 발병, 우울증에 대해 특정 타입의 약물을 복용한다. 병원 처방집과 주치의들이 자신들이 경험과 그러한 환경에서 치료되는 환자의 유형에 근거해서 가장 자신이 있어 하는 처방에 기초한 특정 처방 패턴들이 있다. 레지던트는 이러한 기본적인 약물들을 배우고 그러한 약물들을 자신 있게 처방하면서 이러한 지식 기반을 구축해간다.

입원병동에서는 수면 패턴을 모니터하고, 매일 몸무게를 재며, 식판에 남긴 음식을 점검하여 식욕변화를 평가하고, 위에 부작용을 일으키지는 않는지 살펴본다. 입원병동 환자들은 외래환자들보다 약물 복용량이 다소 많은데 그 이유는 복용량을 빨리 재조정할 수 있기 때문이다. 의사들은 대체로 병원 밖보다는 병원 내에서의 약물치료에 더 안심을 하는데 그 이유는 약물이 부작용을 일으킬 때 환자를 도와주고 교육과 지원을 제공해 줄 사람들이 병원 내에 더 많이 있기 때문이다.

게다가 환자의 다른 질환들과 상호작용하는 것이 우려되면 레지던트는 다른 내과의들에게 자문할 수도 있다. 가족면담에서는 대체로 여러 문제가 토론되는데 환자와 환자 가족이 원한다면 약물이 토론 주제가 될 수도 있다. 게다가 병원에는 대체로 다양한 종류의 조제약들이(예: 알약, 물약, 주사) 갖춰져 있기 때문에 환자가 특정 유형의 조제약 복용에 어려움을 느낀다면 다른 타입의 약을 선택할 수 있다. 병원 내의 약제사들은 알약을 쪼개고 주문에 따라 가능한 한 환자가 복용하기 쉽게 만드는 데 많은 도움을 준다.

외래환자

레지던트는 입원환자에보다 외래환자를 위한 약을 처방하는데 어려움을 더 느낀다. 레지던트에게 있어 입원환자와 외래환자의 가장 중요한 차이점은 외래환자 처방에 대한 지도감독이 철저하지 않다는 것이다. 대개 외래환경에서는 주치의들이 환자의 초기평가에 중요한 부분을 담당하고 또한 약물에 대한 첫 느낌들을 토론하게 된다. 그러나 이 첫 세션이 끝난 후에 레지던트가 종종 그 환자를 진료할 수 있다. 그리고 그 환자를 처음 진찰한 정신과 주치의가 계속해서 그 환자 진료를 지도 감독할 수 있다. 대안으로 그 환자에게 제공되는 정신치료 형태에 따라 (예: 인지행동치료)에 따라 그러한 유형의 치료에 대해 훈련을 잘 받은 누군가가 그 환자의 진료를 지도 감독할 수도 있다. 따라서 정신과 의사가 아니라 임상심리사가 일차 지도감독을 할 수도 있다. 약물 타입에 관한 지도는 일반 슈퍼바이저에 의해 이루어질 수도 있는데 일반 슈퍼바이저는 많은 수의 환자들에 대하여 레지던트를 지도감독할 수 있다. 슈퍼바이저는 레지던트와 문제점이 있는 환자 사례들에 대해서만 토론하거나 혹은 모든 환자 사례들을 간단하게 살펴본다. 레지던트는 대체로 슈퍼바이저의 도움 없이 환자를 위해 약물 유형을 선택하고 오직 특별한 문제만 슈퍼바이저에게 거론한다.

약물투여 후 꾸준히 계속해서 환자를 관찰하는 입원병동과는 반대로 외래 환자는 환자들이 처음 약을 처방 받은 후 다음 진료를 받기까지 시간상의 간격이 존재한다. 레지던트는 환자가 약값을 어떻게 지급했는지 물어서 제안한 약물이 환자의 약물 처방집에 포함되도록 해야 한다. 공동지급 또한 문제가 되는데, 많은 약물을 복용하는 환자들은 특히 그렇다. 이것 또한 토론이 필요한 문제다.

레지던트는 환자에게 다음 진료를 받으러 오기 전에 전화로 약물의 효과에 대해 말해주기를 요청하고 싶어지기도 한다. 특히 다음 진료가 몇 주 이후로 정해져 있을 때는 더욱 그렇다. 처음 내원한 환자는 다음 진료 예약을 몇 주 이후로 정하는 일은 되도록 피해야 하는데 이것은 어떤 치료이든 초기 단계에 환자가 의사를 자주 면담하면 (예: 1주 혹은 2주마다) 치료, 부작용 혹은 다른 문제들에 대한 환자의 불안 해소에 도움이 되고 의사–환자관계가 강화되기 때문이다. 이러한 빈번한 면담은 또한 레지던트가 환자의 약물 부작용이나 문제점들을 발견하는 데 도움이 되고 복용량에 대해서 토론할 기회를 제공한다. (필요하다면 복용량에 변화를 준다.) 그리고 무엇보다 중요한 것은 환자의 레지던트가 약물의 효과에 대해 신경 쓰고 있으며 약물과 관련해서 레지던트와 환자가 협력하고 있음을 느낄 수 있게 된다는 점이다.

일부 환자들은 이메일을 사용하여 레지던트와 소통하고 싶어 하지만 약물 관련 대화는 직접 이루어져야 하며 그러한 대화는 환자의 챠트에 기록되어야 한다. 이메일을 통한 소통은 많은 문제점을(예: 비밀보장, 비언어적 신호부족) 지니고 있고 약물 또한 많은 잠재적 문제점들을 지니고 있기 때문에 우리는 이메일보다는 전화사용을 제안한다(Yager 2003).

환자들은 대개 직장을 다니며 외래로 진료를 받기 때문에 약물이 업무에 끼치는 영향을 숙지하고 있어야 한다. 일례로 환자가 직업상 운전을 해야 한다면 향정신성 약물이 환자의 운전 능력이나 민첩성에 영향을 끼치는가? 만약 영향을 끼친다면 약물을 변경하거나 약 복용 시간 혹은 환자의 직업에 변화를 주어야 한다.

대부분의 향정신성 약물들은 성욕에 영향을 끼치거나 다른 성적 부작용을 유발한다. 따라서 레지던트는 환자에게 이러한 효과에 대해 질문해야 한다. 많은 환자가 그러한 질문을 하는 것을 부끄러워하므로 레지던트가 그런 중요한 문제에 대해 먼저 질문을 해주면 환자들은 마음이 한결 편해진다. 또한, 레지던트는 몸무게의 증가, 수면문제, 변비에 대해서도 질문해야 하는데 레지던트는 늘 이러한 질문들을 해야 한다.

때때로 환자들은 자신들의 가족들이 자신들이 복용하는 약에 대해 우려하고 있다고 할 것이다. 이것은 환자가 약물투약 계획을 계속 실천하는데 해가 될 수 있기 때문에 레지던트가 이러한 우려를 이해하면 도움이 된다. 일례로 가족 구성원이 환자와 함께 치료 세션에 부분적 혹은 전체적으로 참여하여 문제점들을 같이 토론하는 것이 도움될 수도 있다.

약물은 어린이들의 손이 닿지 않는 곳에 보관해야 한다. 레지던트는 집에 있는 누군가가 환자의 약물에 접근할 수 있다는 점을 인지하고 환자가 약물을 반드시 안전한 장소에 보관하게 해야 한다. 환자가 자신의 아이들이 자신의 정신질환이나 약물에 대해 아는 것을 원치 않는 경우 레지던트는 이 문제를 환자와 의논해야 한다.

이 책을 저술하고 있는 지금 항우울제가 자살 충동을 유발하는지에 대한 많은 우려의 목소리가 있다. 이러한 잠재적 문제점에 관한 부정적 혹은 알려지지 않은 약물 실험들에 관한 자료들이 검토되고 있다. 이러한 검토를 통해 더 많은 사실이 발견되기를 바란다. 모든 치료 세션에서, 특히 환자들이 향정신성 약물을 복용하고 있을 때 레지던트는 환자의 자살 충동, 살인 충동, 잠재적 폭력성 등을 점검해야 한다.

동반 의학적 상태와 물질남용/의존

의학적 상태

레지던트는 환자들의 의학적 상태, 복용하는 약물들, 그리고 병력과 수술 경험에 대해서도 잘 알고 있어야 한다. 또한, 약물에 대한 환자의 알레르기 반응에 대해서도 주지하고 있어야 한다. 특히 외래 환자의 경우 레지던트는 환자에게 진료 후 다음 진료를 받기까지의 기간 동안 발생한 의학적 상태 혹은 약물 상의 변화를 레지던트에게 보고하게 해야 한다.

레지던트와 일차 진료의 혹은 전문가 간의 커뮤니케이션은 환자의 서면 동의 하에 이루어져야 한다. 레지던트는 환자의 향정신성 약물이 추가되거나 변경되면 환자의 서면 승인 아래 다른 진료의들에게 알려야 한다. 대부분의 환자는 자신의 진료의들이 서로 그러한 소통을 하는 것을 고마워한다. 일부 환자들은 자신들의 일차 진료의나 다른 의사들이 자신의 향정신성 약물 복용 사실을 알게 되었을 때 창피해하거나 치욕스러워할 것이다. 그러하면 레지던트와 환자는 솔직하고 개방적인 토론을 해야 하고 레지던트는 환자에게 자신이 훌륭한 치료를 제공하려면 다른 임상의에게 그러한 정보를 제공할 수 밖에 없다는 점을 알려야 한다. 다른 임상의가 환자의 향정신성 약물 복용 사실을 알지 못하면 환자에게 심각한

해를 가져올 수 있다. 일례로 약물 간의 상호작용에 문제가 있을 수 있다. 즉, 약을 처방하는 의사들이 환자가 복용하는 약 모두에 대해 알지 못하면 약물의 혈중 농도에 변화에 생길 수 있다. 환자가 자신의 진료의들 간의 그러한 소통을 허락하지 않으면 레지던트는 환자에게 적절한 치료를 제공할 수 있는지 심각하게 자문해봐야 하고 대안들을 논의해야 한다.

환자(그리고 모든 내과의와 임상의들)는 누가 어떤 약물을 처방하고 있는지 확실히 알고 있어야 한다. 일례로 일차 진료의들은 향정신성 약물을 처방하거나 정신과 의사를 비롯한 다른 정신건강 임상의들에게 알리지 않고 복용량을 변경해서는 안 되며 정신과 의사 또한 향정신성 약물 이외의 다른 약물을 처방해서는 안 된다 (양측 모두에게 비상사태로 말미암은 예외가 있을 수 있지만). 전자 챠트가 없거나 환자가 폐쇄 시스템 내에서 진료를 받고 있는 것이 아니라면 의료진들은 어떻게 시기적절하게 그러한 정보를 전달할지를(전화, 이메일, 팩스, 편지 등) 미리 논의해야 한다. 그러한 정보를 의료진들에게 전달하는 게 환자의 책임의 되어서는 안 된다.

물질남용/의존

물질남용 및 의존 또한 중요한 토론 주제이며 그러한 물질에 대한 접근이 쉬운 외래 환자는 특히 그렇다. 환자들은 대체로 자신들이 니코틴, 알코올, 마리화나를 비롯한 기타 물질들에 의존하고 있고 또한 이용하고 있음을 인정하고 싶어 하지 않는다. 게다가 많은 환자가 처방 약물들에 의존한다. 레지던트는 그러한 문제점들에 대해 어떤 가정을 하지 말고 물질남용의 치료를 위해 환자들을 적절한 전문가들에게 의뢰하고 벤조다이아제핀 처방이 너무 일찍 사용되지는 않았는지 주의 깊게 살펴봐야 한다. 특정 기간 특정 약물에 대한 환자의 반응이 좋지 않으면 레지던트는 환자가 혼동되는 물질 문제를 겪고 있지는 않은지 생각해봐야 한다. 환자가 일차 정신과적 진단명에 적합하지 않게 잠시 치료중단을 요청했다면 물질남용에 대해 생각해봐야 한다. 향정신성 약물치료 및 처방을 시작할 때 이러한 유형의 문제점들과 관련된 과거 경험에 대해 자세하게 알아두어야 하고 또한 그러한 문제의 현 상태에 대해서는 계속해서 살펴봐야 한다.

알코올 중독자 자조 모임(Alcoholics Anonymous (AA))의 역할과 영향에 대해서도 고려해야 한다. 많은 AA 참여자와 후원자들은(특히 경험이 부족한 사람들) 환자들이 향정신성 약물을 복용하는 것에 반대한다. 벤조다이아제핀은 그들의 주장이 옳을 수 있지만, 항우울제의(일부 AA 구성원들은 항우울제를 뇌 진정제라고 부른다) 경우 그들의 주장은 꽤 잘못된 것이다. 요약하면 환자와의 첫 대면은 레지던트에게 가장 힘든 일 중 하나이며 외래환자는 특히 그렇다. 평가를 요하는 사항들의 많이 있지만, 주요 사항은 다음과 같다.

> **역량** : 외래환자와의 첫 세션에서 정신과 레지던트는 환자의 요구와 문제점들을 탐색하기 위해 의사-환자 관계를 형성하고 신뢰할 수 있고 정감 있는 환경을 조성하는 능력을 보여주어야 한다.

처음 한 번 혹은 두 번의 치료 세션에서 레지던트는 어떤 진단명을 제시하고 그 이후에 어떤 유형의 치료를 – 정신치료, 약물치료, 정신치료와 약물치료 모두, 정신치료와 약물치료 모두 배제 등 – 권할지 결정해야 한다.

정신치료 계획에 영향을 끼치는 요인들

공식화(formulation)의 작성 – 생물–정신–사회적 공식화는 환자의 진단 및 치료 계획 이해의 핵심이다. 많은 레지던트는 평가에서 "정신" 부분이 부족하기 때문에 그러한 공식화를 어려워한다. 이것은 종종 면담 중에 마땅히 해야 하는 질문들을 충분히 하지 않는데서 비롯된다. 게다가 레지던트들은 육감을 개발하는 방법을 익혀서 그러한 육감을 토론이 출발점으로 이용할 수 있어야 한다. 이것은 가르치고 연마하기가 어려운 기술로 경험을 쌓고 많은 환자를 진료하고 진료사례 자료들을 읽음으로써 – 일반적으로 초보 레지던트들에게서는 볼 수 없는 요소들 – 터득할 수 있는 기술이다.

정신치료법 선택 – 예전에 자신이 실행해보지 않았고 슈퍼바이저 혹은 주치의에 의해 실행되는 것을 본 적도 없으며 읽어본 적도 없는 특정 정신치료법을 권하는 것은 거의 불가능하다. 이런 상황에서는 지도감독이 중요한데 그 이유는 주치의가 그 환자에서 가장 좋은 결과를 가져올 수 있는 치료법을 권고해주기 때문이다. 레지던트가 효과에 대한 직접적인 지식이 없는 치료법을 환자에게 권하는 것은 어려운 일이다. 이것은 서둘러서 모든 것을 가능한 한 빨리 익히고 싶어 하게 만드는 의학적 치료 및 교육의 한 측면이다. 유감스럽게도 정신치료의 형태는 아주 다양하기 때문에 초보 레지던트가 그렇게 하기는 어렵다. 레지던트들이 그 점을 인정하는 것은 지도감독의 좋은 출발이 된다. 환자 진단에 관한 슈퍼바이저들과의 회의에서 혹은 이와 유사한 상황에서 정신치료법 선택을 주제로 토론하는 것은 레지던트가 정신치료법을 선택하는데 아주 결정적인 역할을 할 것이다.

문제 리스트의 구성 – 정신과 진단이 정신질환 진단 및 통계 편람(DSM)의 사용에 의해 결정될지라도 정신과 의사들은 의학적 모델하에서 기능하고 그러한 모델에 의해 정신과 의사들은 환자의 문제들을 문제 요약 리스트 측면에서 해결해야 한다. 환자가 보여주는 문제들은 환자의 파일이나 전자 챠트에 존재하는 리스트에 추가된다. 정신과 레지던트는 비밀을 보장해야 하는 사항들, 사생활을 비롯하여 모든 진료 시스템 내에서 해결되어야 하는 문제들이 있다. 그러나 그 외에도 레지던트가 다른 의료 전문 분야의 주치의들이 읽을 수 있는 기록문서에 사실상 공개적으로 환자의 문제를 적는 것도 때로는 어려운 일이다. 이것은 레지던트들을 지도 감독하는 주치의들이 해결해야 하는 것으로 레지던트의 노트, 차트 등과 함께 검토되어야 한다. 문제 리스트에 추가되는 것과 제외되는 것은 환자 기록의 매우 중요한 부분들이다.

문제점들의 우선순위 정하기 – 레지던트는 문제 리스트들을 작성하고 환자의 도움으로 그러한 문제점들의 우선순위를 어떻게 결정하고 연결할지를 결정해야 한다. 우선순위를 정할 때 환자(혹은 임상의들)는 토론하는 문제들을 분명히 파악하지 못하는 경우가 빈번하기 때문에 이것은 어려운 작업이다. 때때로 이를 위해서는 가족 구성원들로부터 더 많은 정보나 통찰을 얻어야 할 수도 있고 다음 단계를 결정하기 전에 새로운 직업, 결혼상태의 변화 혹은 건강검진 결과를 기다려야 할 수도 있다. 레지던트는 참견하거나 환자에게 너무 지시하는 일 없이 그리고 환자보다 너무 앞서 움직이는 일 없이 인내력과 지도력을 발휘해야 한다.

치료목표 결정 – 레지던트와 환자의 주된 임무 중 하나는 치료의 목표들을 – 약물치료와 정신치료 모두 – 결정하는 것이다. 일단 목표를 설정하면 그러한 목표들을 계속해서 평가하고 재평가해야 하며 또한 수정하거나 변경해야 할 수도 있다. 이러한 과정에서 레지던트는 어떤 가정을 해서는 안 된다. 그러나 이것은 초보 레지던트에게는 어려운 일이고 약물과 정신치료의 병용은 원인과 결과의 분리를 더욱 어렵게 만든다. 그럼에도, 이것은 모든 세션에서 이루어져야 하는 주요 임무로 레지던트가 습득해야할 역량의 한 부분이다.

치료의 전체적인 개요 – 환자와 환자 가족들이 가장 자주 묻는 말들 중 하나는 치료가 얼마나 오래 걸릴 것인가 하는 것으로 환자가 얼마나 오랫동안 약물을 복용하고 얼마나 오랫동안 그리고 얼마나 자주 정신치료를 받아야 하느냐 하는 것이다. 그들은 무엇보다도 언제쯤이면 그들의 기분이 향상되고, 증상이 개선되기까지 얼마나 걸리며, 언제 다시 일을 시작할 수 있고, 언제쯤이면 학교생활을 좀 더 원만하게 할 수 있을지 알고 싶어 한다. 이러한 것들은 어렵지만, 핵심 개념들이다. 레지던트가 "잘 모르겠습니다."라고 대답하면 환자가 치료 과정에 대한 자신감을 잃을 수 있다. 그러나 그것이 그 당시에는 레지던트가 할 수 있는 최상의 답변일 수 있다. 레지던트는 환자의 이해능력과 고통 정도를 측정하는 방법을 배워야 하며 또한 진단명과 치료계획을 설명하는 최상의 방법들과 레지던트와 환자가 치료 및 회복과정을 공유하는 방법들을 익혀야 한다.

> **역량** : 평가단계에서 정신과 레지던트는 환자의 질환들을 생물정신사회적으로 이해하고 문제 리스트를 개발하고 환자와 함께 치료 목표를 설정하고 환자의 문제들의 우선순위를 정하는 능력을 발휘할 수 있어야 한다.

3장

통합치료에서 평가와 시작

2장 "통합치료에서 약물과 정신치료의 선택"에서 다루었듯이 환자에 대한 평가는 임상의 혹은 임상의를 대표하는 사람(예: 환자를 분류하는 직원)과 환자와의 첫 접촉에서 시작된다. 이것은 전화나 다른 의사의 의뢰 등과 같은 경로를 통해 이루어질 수도 있다. 초기 평가는 임상의가 진단 그리고 치료의 결정과 관련 있다고 여겨지는 자료 수집에 역점을 둔다. 하지만, 초기 평가에서 치료적 동맹이 형성되어야 한다는 점 또한 잊어서는 안 된다.

본 장은 통합치료(레지던트가 정신치료와 약물 혹은 기타 의학적 치료 두 가지를 모두 제공하는)를 다루고 있기 때문에 우리는 약물 혹은 기타 의학적 치료(예: 전기충격요법)만을 위해 정신과 의사에게 의뢰된 환자에 대한 진단과 결정에 대해서는 토론하지 않을 것이다.

본 장에서 우리는 초진 환자든지 또는 비의료인 치료사의 역할이 충분치 않았거나 다른 이유 때문에 정신과 의사에게 의뢰된 환자든지 간에 그들을 평가하고 치료를 시작하는 것(약물치료와 정신치료)을 다룰 것이다.

통합치료의 대상이 처음 진료를 받는 환자(예: 누군가에 의해 처음으로 진료를 받은 환자들)에게만 국한된 것이 아니며 또한 국한되어서도 안 된다는 것을 지적할 필요가 있다. 우리가 강조하고 싶은 것은 환자의 상황이 어떻든 간에(처음으로 진료를 받는 환자와 그 밖의 누군가를 통해 의뢰된 환자) 평가는 동일하게 아주 철저하고 자세하게 행해져야 한다는 것이다. 환자를 의뢰한 사람을 통해 정보가 이미 입수되고 또 그러한 정보가 환자를 평가하는 정신과 의사에게 제공되었다고 해서 평가 중 생략되는 부분이 있어서는 안 된다. 환자 의뢰자를 통해 얻은 정보는 환자를 통해 다시 검증되고 확인되어야 한다. 다른 사람의 해석을 검증 없이 그대로 수용하는 것은 종종 그릇된 판단에 이르게 할 수 있다. 새롭게 수집한 정보들을 이용하여 임상 자료들을 재해석하는 것이 일반적으로 유용하고 도움이 된다.

환자와의 만남 중 첫 세션(혹은 처음 2-3 세션)에서는 환자 평가에 전념하고, 그 이후에야 치료법에 대한 결정을 하게 될 것이라는 점을 분명히 해야 한다.

Bender와 Messner는 첫 세션을 의뢰와 평가로 구조화하는 게 중요한 이점이 될 수 있다고 제안한다. 환자와 정신과 의사 모두 자신들이 서로 궁합이 잘 맞는지 그리고 서로에게 편안함을 느끼는지 평가할 수 있다. 양측에게는 "지속해야 한다는 의무감 없이 첫 만남을 소개를 위한 세션 정도로 여길 수 있는 자유"가 주어진다. (Bender와 Messner 2003). 첫 접촉을 의뢰 형식으로 구조화하는 것은 아마 외래환자 진료에서 훨씬 더 쉬울 것이다. 처음

한 번의 세션(때로는 여러 횟수)을 의뢰/평가로 개념화하는 것은 소아 혹은 청소년 치료를 시작하는 때도 아주 유용할 수 있다. 부모의 한쪽이나 양쪽을 비롯한 다른 사람들도 세션에 참여할 수 있지만, 그렇게 되면 좋은 궁합이 되는 것은 더 어려워지게 된다.

통합치료(혹은 다른 치료)를 위한 평가의 첫 단계는 정확한 진단을 하는 것이다. 강조할 것은 진단이 치료를 결정하는데 중요한 요소지만 유일한 요소가 아니라는 점이다. 진단명은 개인에 관해서 그리고 치료 계획에서 개인의 요구와 특정 사항들에 대해 많은 정보를 제공하지는 않는다. 진단명 이외에 치료를 결정하는데 중요한 요소들로는 치료에 대한 환자의 과거 반응, 증상들 (예: 수면장애, 자살 충동), 협력이나 저항, 가족력, 지지체계, 병력, 다른 약물치료, 과거 치료 경험, 가치와 신념, 치료 계획에 상당한 영향을 끼치는 의사의 기술 등이 있다. 따라서 치료에 대한 결정을 하는데 도움을 주기 위해 첫 세션(세션들)에서 이러한 여러 요인에 관한 정보를 수집해야 한다.

첫 접촉 : 기술적인 언급

정신과 의사와 환자의 첫 접촉은 일반적으로 대기실에서 시작된다. 환자분류 후 진료예약을 거쳐 병원에 온 환자는 다양한 기대 속에 한껏 부풀어서 병원을 방문한다. 첫인상은 꽤 중요하다. 환자는 아마 여러 가지를 궁금해할 것이다. "이 의사는 누구일까?", "이 의사가 무슨 질문을 할까?", "우리가 잘 해 나갈 수 있을까?"

환자는 아마 대기실에서 기다리는 게 조금 불편하고 자신이 정신과 치료를 받는 것을 아는 사람이 없기를 바랄 것이다. 요즘 시대에는 비밀 보장이 점점 더 어려워지고 있기 때문에 정신과 의사는 환자의 신원이 보장된다는 점을 확실히 해야 한다. 따라서 대기실에서 환자의 성을 말하는 것은 환자의 신원을 노출하기 때문에 문제가 될 수 있다. 정신과 환자는 성을 붙이지 않고 이름으로 환자들을 호칭할 수 있지만, 일부 환자들, 특히 중장년 환자들에게는 그러한 호칭이 적절치 않을 수 있다. 따라서 많은 전문가 정신과 의사가 대기 중인 환자를 확인하고 환자에게 다가가 자신에게 진료를 받으려고 기다리고 있는지 물은 후에 그 환자를 자신의 진료실로 안내하라고 조언한다.

환자를 진료실로 안내해서 환자를 가능한 한 편하게 해 준 후(환자는 코트를 입은 채 가방을 손에 들고 무릎에는 약물을 비롯한 다른 물건들을 늘어놓고 세션 내내 앉아 있는 것이 불편할 수 있다), 레지던트는 첫 세션(혹은 처음 두 세션)에서 무엇을 할 것인지 설명해주어야 한다. 세션이 얼마나 걸리고 세션을 통해 예측할 수 있는 것들을 분명히 말해 주어야 한다. 바로 이 순간에 적절한 치료적 동맹이 시작된다는 것을 인식하고 있어야 한다. Bender와 Messner가 지적했듯이 치료자는 이 순간에(그리고 다른 때라도) 환자에게 적절히 반응해야 하고 위압적이 되어서는 안 되며 첫 세션을 끌려 가서도 과도하게 끌고 가서도 안될 것이다.

레지던트는 초기 평가를 하는 동안 환자의 행동을 관찰해야 한다. 즉 환자가 불안해 보이거나, 눈을 피하거나, 손을 비틀거나, 떨거나 혹은 의자의 가장자리에 앉는지 잘 살펴보아야 한다. 정보를 수집하는 첫 세션에서 환자의 개인신상기록을 작성하는 경우 환자에게 그러한 사실을 미리 알려주는 것이 예의 바르고 적절하며 실질적으로 도움이 된다. 세션이 진행되는 동안 정신과 의사가 기록을 작성하는 것에 대해 환자가 어떻게 느끼는지 또한 살펴보아야 한다. MacKinnon과 Yudofsky (1991)의 지적에 따르면 일부 환자들은 정신과 의사가 인터뷰 도중에 기록하지 않으면 분개하는데, 그 이유는 자신들이 말한 내용이 그리 중요하지 않거나 의사가 자신의 이야기에 관심이 있지 않다고 느끼기 때문이다. 또 다른 환자들은 정신과 의사들이 기록하느라 자신들의 이야기에 집중하지 못할거라 생각하여 의사가 인터뷰 도중에 기록을 작성하는 것을 허용하지 않기도 한다.

정보기록이 결코 정보 수집 세션의 주요 활동이 되어서는 안 된다는 점을 확실히 해야 한다. 기본적인 정보를 적고 가장 중요한 자료들은 인터뷰의 흐름을 끊거나 환자에게 눈을 떼지 않고 급히 써야 한다. 인터뷰 도중에 레지던트가 기록 작성을 멈추고 펜과 종이를 내려놓기도 한다. 성적인 문제나 과거의 치료, 치료사 혹은 의사에 대한 부정적 감정 같은 민감한 문제들을 토론하는 상황에서 이러한 모습을 볼 수 있다.(MacKinnon과 Yudofsky, 1991)

거의 모든 것들이 전산화되는 요즘 많은 정신과 의사들이 전자진료기록지로 전환하고 있다. 서면기록 작성에 적용되는 같은 규율이 전자진료기록지 작성에도 적용된다. 우리는 세션 중에 정신과 의사들이 컴퓨터의 자판을 두드리지 않았으면 한다 (비정신과 의사들이 컴퓨터에 정보를 입력한다는 소리를 들었고 실제로 그렇게 하는 것을 목격했다.) 세션이 끝난 후 서면 기록을 컴퓨터로 옮길 수 있을 것이다. 또한, 환자를 진료한 직후에 기록한 것을 베껴 쓰거나 컴퓨터에 입력할 것을 권한다. 하루 업무가 끝난 후에 정리하려면 여러 환자의 과거에 대한 기억들이 서로 뒤섞여 사실이 무엇인지 헷갈리게 되는 경우가 발생할 수 있기 때문이다.

많은 정신과 의사들이 나이, 결혼 여부, 직업 같은 환자의 기본적인 자료들을 수집함으로써 초기 평가를 시작한다. 또 다른 정신과 의사들은 "어떻게 오셨나요?", "제가 어떻게 해 드릴까요?", "어떻게 도와드릴까요?" "어떻게 해서 저에게 진료를 받으러 오셨나요?" 같은 개방형 질문들로 세션을 시작할 것을 주장한다. 가능하면 환자들이 이러한 질문에 답변할 때 그들의 말을 중단시키지 않도록 해야 한다 (물론 조증 환자나 정신증 환자 혹은 인지장애 환자는 중지되어야 할 수도 있다). 레지던트는 가끔 "흠," 이나 "그렇군요." 같은 언급을 하면서 자신이 듣고 있다는 것을 알려줘야 한다. 그리고 가능하고 적절할 때마다 환자에게 좀 더 자세히 말해 달라고 요청해야 한다. 정신과 의사는 적절할 때마다 환자에게 "이 부분에 관해 좀 더 자세히 말씀해 주세요." 같은 말을 하면서 환자를 격려해야 한다. 또한 "왜 지금 이 환자가 자기 인생의 이 시점에서 나에게 진료받으러 와서 이런 말을 하고 있는가?"라는 형태의 질문들을 생각하고 또 실제로 해야 한다.

비록 우리가 특정한 구조적 형태, 즉 다양한 과거 이력들을 통해 주소와 현 병력에서 정신상태 검사로 나아가는 형태의 정보 수집을 토론하고 있지만, 다음 사항들을 알고 있어야 한다. 첫째, 검사의 여러 부분이 겹치는 경우가 많이 있다 (예: 현병력과 정신상태 검사), 둘째, 환자 평가의 순서가 정해져 있는 것은 아니다, 셋째, 레지던트는 엄격한 정보수집 개요를 고수하기 위해 이어지는 단서들을 피해서는 안 된다. 초보 임상의가 자주 하는 한 가지 실수는 자신들이 한 질문과 무관해 보이는 문제들은 무시해버린다는 것이다. 이것은 치료와 관련된 아주 중요한 사항을 놓치게 되는 결과를 낳을 수 있고 또한 환자에게 레지던트는 사실 자신의 문제에 관심이 없다는 인상을 줄 수 있다. 정신과 의사가 그러한 단서를 놓치는 한 예를 들자면 "어떻게 여기에 오셨어요?"라는 개방형 질문에 환자가 눈에 눈물이 가득 고이면서 "제가 미망인이에요"라고 대답하는 상황이다. 이때 경험이 부족한 레지던트는 "네 그러세요. 그런데 여기는 왜 오셨어요."라고 대답한다.

초기 평가는 대체로 한 시간 혹은 정해진 평가시간 이내에 예비 형태로 끝난다. 입원환자(응급실이 아닌 곳에 있는) 평가는 더 많은 시간이 걸릴 수도 있다. 경험이 많은 임상의들조차도 첫 진료 시간 이내에 평가와 예비 진단을 끝내지 못하는 경우가 빈번하다. 성인 환자에 대한 대부분의 초기 평가는 환자 자체에 대한 평가를 포함한다, 그러나 일부 사례에서는 환자 평가에 친척이나 다른 중요한 사람들의 인터뷰가 포함되기도 한다. 소아나 청소년들에 대한 평가는 가능하다면 항상 부모나 보호자(아이와 함께 그리고 별도로)의 인터뷰를 포함해야 한다.

초기 평가 개요

초기 평가의 여러 부분들은 개인적 취향 혹은 습관에 따라 순서가 정해질 수 있다는 점에 유의해야 한다. 그러나 기본적인 인적사항 정보들을 습득한 후에야 환자의 주소와 현재의 질환에 대한 질문을 시작해야 한다.

주소와 현 병력

전통적으로 주소가 정신과적 평가 개요 및 형태에 제시되어 있다 해도, 의사는 항상 주소에 대해 질문하기보다는 진찰 시 제공된 서면 보고를 통해 확인한다. 주소는 "어떻게 도와드릴까요?"나, "어떤 도움이 필요하십니까?" 같은 질문들에 대한 환자의 답변들일 수도 있고 혹은 환자의 주요 호소를 아주 짧고 간단하게 요약한 것일 수 있다. ("환자는 지난 3주 동안 우울해했다," 혹은 "3주 전에 갑작스럽게 공황을 경험했다.") 주소는 또한 평가의 다음 부분, 즉 현 병력질환의 전주로서의 작용할 수도 있다.

현 병력에 대한 질문은 개방형 질문으로 시작해야 한다. 그러나 이러한 광범위한 질문들은 – 임상 상황에 따라 – 증상, 증상의 발병, 가능한 유발요소, 기능에 끼치는 영향, 고통의 정도, 부적응 패턴을 비롯한 기타 사항들에 대한 구체적이고 핵심적인 특정 질문들로 넘어가야 한다. 일부 환자들은 자신들의 현 병력을 연대순으로 자세히 설명할 수 있을 것이다. 반면에 또 다른 환자들은 발병 및 다른 임상적 요인들에 대한 구체적인 질문들이 먼저 제시되어야 한다. 환자가 제공하는 임상정보에 따라 이후의 치료 선택(약물, 정신치료 혹은 두 치료 모두)에 도움이 되는 질문들을 할 수 있다. 질문은 인터뷰를 통해 이뤄지며 대체로 좀 더 직접적이 되고 목표가 명확해진다. 항상 현 병력과 과거 정신과 병력, 최근 정신과 질환을 앓은 병력을 분명히 구분하는 것이 가능한 것은 아니다. 그 한 예가 재발성 주요 우울증이다. 가장 최근의 우울증 발병이 현병력을 나타낼 수도 있지만, 최근의 우울증을 과거에 발병했던 우울증들과 분리해서 생각하지는 말아야 한다. 현병력은 소위 정신과적 전신진찰을 포함할 수도 있다(MacKinnon, Yudofsky 1991). 이 진찰에는 환자의 수면 패턴, 식욕, 체중 조절, 장 기능, 성 기능에 관한 질문들이 포함된다(MacKinnon, Yudofsky 1991). 자살 충동에 관한 평가 또한 이 부분에 포함되어야 한다. 자살 충동에 평가는 인생이 살만한 가치가 없다고 느끼는지를 묻는 말처럼 좀 더 광범위한 질문들로 시작할 수도 있다. (환자는 모호한 자살관념이나 구체적 계획을 하고 있는가? 환자가 구체적 계획을 하고 있다면 환자가 선택한 방법은 실행 가능한가? 전체적인 위험은 어떠한가? 구호체계는 이용 가능한가?) 일부 클리닉에서는 레지던트들이 일관성 있게 수련을 받을 수 있도록 자살 충동에 대한 표준화된 검진도구들과 지침들을 사용한다.(미국 정신과 협회 2003)

인터뷰 진행자는 지속적으로 질환 및 정신 병리의 한 부분에만 역점을 두어서는 안 된다. 잠재적인 예비진단을 한 이후에 정신 병리의 다른 부분들에 대해서도 항상 검사 해야 한다(예: 우울증 환자의 경우 불안감과 정신병 등에 관해 질문을 한다).

정신병력과 기타 병력

환자의 정신병력은 초기 평가의 아주 중요한 부분이다. 그러한 병력은 치료계획과 치료법 선택에 상당한 영향을 끼칠 수 있다. 최근에 우울증이 발병했고 과거에 우울증이 두 번 발병했던 환자는 아마 우울증에 대한 평생 치료를 시작해야 할 것이다. 과거 몇 번의 자살 시도 경험이 있는 환자의 자살 충동은 자살 충동 병력이 없는 환자의 자살 제스처 보다 훨씬 더 심각하게 여겨져야 할 것이다. 과거의 치료법이 효과가 좋았으면 같은 치료법을 사용하게 된다. 반대로 시도했던 치료가 성공하지 못하면 그 치료법을 다시 사용하지 않게 된다.

환자 증상의 발병, 유발요인, 경과, 동반질환, 수반되는 장애, 치료 등에 대해 검사를 해야 한다. "주소와 현 병력"에서 살펴보았듯이, 현 병력과 전체적인 정신과 병력을 구분하는 것은 쉬운 일 만은 아니다. 정신병원 입원에 관한 정보들은 입원 시 환자의 나이, 입원사유, 입원기간, 입원병원(정신과 의사는 입원병원에 대해 알고 있을 수 있고 따라서 그 병원으로부터 환자에 대한 기록을 얻을 수 있다), 입원기간 동안 받은 치료(복용했던 약물들, 정신치료), 퇴원 시 환자 상태와 입원에 대한 환자의 느낌 등을 포함해야 한다.

환자에게 과거에 시행했던 치료에 대해 질문해야 한다. 약물과 관련해서는 약물의 이름, 각 약물에 대해 그 약물을 복용하는 이유를 환자가 알고 있는지, 각 약물의 치료 기간, 최대 복용량, 약물의 효능 여부, 가장 완화된 증상, 발생했던 부작용 등을 질문해야 한다. 약물 알레르기에 관해서도 질문해야 하지만 진짜 알레르기와 심각한 부작용을 구분해야 한다. 많은 정신병 환자들은 향정신성 약물 중에 자신들에게 알레르기를 유발하는 약물이 있다고 종종 말할 것이다. 자세한 질문을 통해 고용량 복용 시 그들이 근 긴장 반응을 보였음을 밝힐 수 있다. 또한, 초기 평가에서 환자가 향정신성 약물 복용하고 있는지를 질문해야 한다. Bender와 Messner(2003)가 강조하듯이 환자가 정신과 의사의 진료를 받고 있지 않다고 해서 향정신성 약물을 전혀 복용하고 있지 않을 거라고 가정해서는 안 된다. 많은 일차 진료의들이 향정신성 약물들을 처방한다. 심지어 관리 의료 회사들은 많은 일차 진료의들에게 정신과 약물을 처방해본 후 약이 효과가 없을 때에만 환자를 정신과 의사에게 의뢰하도록 지시한다. 과거 정신치료와 행동치료에 대해서도 유사한 질문들을 (치료시기, 치료이유, 치료종류, 성공/실패, 치료에 대한 환자의 느낌) 해야 한다. 또한, 과거에 정신치료나 행동치료를 약물과 병용한 적이 있는지도 질문해야 한다.

과거 자살에 대한 생각들과 행동들을 조사해서 문서로 기록해야 한다 (자살 시도 때 나이, 증상과의 관계, 계획적 혹은 충동적 시도, 사용한 자살방법, 자살 시도 순간에 느낀 죽음 그리고 죽는다는 것, 자살시도가 자살 제스쳐였는지 여부, 이후의 치료, 특정 자살시도에 대한 환자의 현 느낌). 자살과 자해를 구분하는 것 또한 중요하다.

물질남용 이력에 대한 철저한 조사는 정신과적 병력이나 개인력과 사회력의 한 부분이 될 수 있다. 물질남용과 관련해서 환자에게 남용한 물질(특정 물질들이 언급될 수 있다), 물질남용 시작 때 나이, 남용 지속기간(중단했다면), 빈도, 사용량, 물질남용에 지출한 비용, 물질을 구했던 방법, 불법 행동(예: 마약 판매) 연루 가능성, 합병증(의학적 예: 간염, 후천성 면역 결핍증; 정신과적 예: 우울증, 금단증상, 건망증; 대인관계 관련; 재정 관련; 직업 관련), 남용물질의 즉각적인 효과(기분이 좋아짐, 기분 향상, 불안감 완화), 물질남용에 대한 개인적 생각(죄책감 혹은 수치스러움), 물질남용 상황(혼자서, 집단으로), 치료 이력과 결과(입원환자, 외래환자) 등을 질문해야 한다. 알코올남용에 대해서도 비슷한 질문들을 해야 한다. 또한 담배와(피는 담배인가 씹는 담배인가?, 흡연 양), 카페인(하루 커피 소비량, 기타 카페인 함유 음료 하루 소비량) 소비에 대해서도 환자들에게 질문해야 한다.

내과적 병력은 정신과적 평가의 중요한 부분이다. 중증 질환력, 특히 만성 질환력과 수술 경험을 조사해야 한다. 주 증상들이 만성 질환의 증상인지, 만성질환에 대한 반응인지 아니면 만성질환과 무관한 것인지 고려해야 한다. 간질이나 머리 부상의 가능성에 대해서도 질문해야 한다. 또한, 질환 치료를 위해 복용하는 약물에 대해서도 질문을 해야 한다. 환자들은 될 수 있으면 자신들의 복용하는 약물들 이름과 복용량을 모두 말해야 한다. 많은 약물이 우울, 불안, 피로 같은 다양한 증상들을 유발하여 환자들로 하여금 자신들이 정신 질환을 앓고 있다고 착각하게 한다. 또한, 많은 약물들이 향정신성 약물들의 신진대사 작용을 방해할 수 있다.

여성 환자들의 경우 항상 월경력과 관련하여 초경을 한 나이, 생리 주기의 규칙성, 나이에 따른 폐경 가능성, 피임약 사용 여부, 호르몬 혹은 약물(예: 항우울제) 사용으로 완화될 수 있는 증상들을 비롯한 월경 증상들(통증, 월경통, 기분의 변화, 예민성) 등을 질문들을 해야 한다. 가임기 여성들에게는 약물치료를 시작하기 전에 임신 가능성에 대해 질문하고 가능하다면 임신 테스트도 해야 한다.

내과적 병력은 또한 간단한 전신진찰을 포함할 수 있다.

가족력

가족의 정신질환 병력과 치료반응에 관한 정보 또한 치료법 선택과 계획에 영향을 끼칠 수 있다.

가족력은 정신병력을 비롯한 기타 병력, 가족관계에 대한 조사 등을 포함한다. 환자의 부모들에 관해 질문해야 하는 사항들로는 생존해 있는 경우 부모들의 나이(혹은 사망 시 나이와 사망원인), 정신질환력과 기타 질환력, 정신과질환의 치료를 위해 복용했던 모든 약물과 약물들에 대한 반응 등이다. 환자의 형제자매들에 대해서는 그들의 나이(따라서 환자의 출생순위), 정신과 질병의 발병 여부, 치료, 치료에 대한 반응 등을 조사해야 한다. 친인척들(조부모, 이모와 고모, 삼촌, 사촌)의 정신병력과 치료에 대해서도 질문해야 한다. 정신질환에 대한 질문 외에도 물질남용이나 자살경력이 있는 가족 구성원이 있는지도 질문해야 한다. 많은 사람이 물질남용이나 자살을 정신병의 측면에서 생각하지 않는다. 또한, 가족 구성원들 간의 관계에 대해서도 검사를 해야 한다. 즉 환자가 부모 및 형제자매들과 잘 지내는지와 가정에서 폭력 및 학대(신체적 혹은 성적)가 발생하는지를 조사해야 한다.

개인력과 사회력

평가에서 개인력과 사회력의 부분은 정신과적 평가와 일반 의학적 평가를 구분 짓는다. 다른 분야의 의사들도 환자의 개인력에 대해 부분적으로 질문하지만 개인력과 사회력 전반에 대해 질문을 하는 경우는 드물다. 평가에서 개인력과 사회력 평가 부분은 환자의 취향, 가족과 사회의 지원, 재정 상태, 여러 가지 치료들을 받을 여력이 되는지 여부, 치료 계획과 관련된 기타 요인들 측면에서 의사의 치료계획 수립에 도움이 된다. 개인력과 사회력은 여러 분야를 포함해야 하고, 임상의들은 환자와 환자의 인생 전반을 파악하려 해야 한다.

개인력 평가는 주산기와 성장사에서 시작될 수 있다. 환자의 태아기(가족 형성, 부모가 환자를 낳기를 원하고 계획했는지 여부, 발병 가능한 임신 합병증)와 환자의 출생(조산, 합병증을 수반하지 않음, 겸자분만, 제왕절개, 선천성 황달, 선천성 장애)에 관한 정보를 습득해야 한다. 일부 전문가들이 수집하라고 권하는 많은 정보는 – 환자의 성별에 대한 부모의 반응과 환자의 이름을 지어주는 과정(MacKinnon and Yudofsky 1991) 같은 – 시간상의 제약이 있을 때 현실적으로 습득이 불가능하다. 그러나 수련 중인 일부 레지던트들은 이러한 정보들을 습득할 수 있는 충분한 시간을 가질 수 있다. 시간이 허락하는 경우 환자의 개인력과 관련하여 성장기의 획기적 사건들, 유년시절과 청소년기의 대인관계, 유년시절과 청소년기에 형성되기 시작한 성격들(수줍음, 반항, 적대적 성격) 등의 추가 정보들을 습득해야 한다.

교육력 평가는 환자가 고등학교(졸업하지 못했다면 이유가 무엇이고 검정고시를 치렀는지 여부), 대학교 혹은 대학원(과 현재 직업)을 졸업했는지 여부와 원래의 교육 계획과 그 계획을 달성했는지에 관한 정보를 수집한다. 환자가 학창 시절에 겪었던 학업 혹은 행동 관련 어려움들에 대해서도 질문한다.

직업력 평가는 가능하면 환자가 경험한 모든 직업들에 관한 정보, 근무기간, 사직 혹은 이직 이유, 직장에서의 어려움들, 위험한 물질에의 노출 가능성 등에 관한 정보를 수집한다. 중요하게 고려해야 할 사항은 환자가 자신의 교육 수준에 걸맞은 직업을 갖고 있는가 하는 것이다.

병역여부는 환자가 징병 혹은 군에 지원했을 때의 나이, 군인이 된 이유(관념적 이유, 재정적 이유, 위험이나 스릴 추구), 복역기간, 퇴소의 성격과 이유 등에 조사한다. 또한 환자가 전투에 참가 경험이 있는지 여부와 부상 경험이 있는지, 그리고 어떤 훈련을 받았으며 복역기간 동안 물질을 남용했는지 여부에 대해서도 알아내야 한다.

애정관계와 결혼력, 환자의 인생에서 한동안 지속되었던 모든 관계들에 대해 조사한다. 결혼 당시 나이, 결혼 혹은 관계 지속기간, 과거의 대립 혹은 갈등들, 파트너 혹은 배우자와의 현재 관계 등에 관한 질문해야 한다. 환자가 이혼한 상태라면 이혼 이유에 대해서도 논의해야 한다. 환자의 자녀들과 관련해서는 자녀들의 나이, 건강상태, 교육, 환자와 자녀들과의 관계에 대한 정보를 수집해야 한다. 환자가 관계 혹은 결혼 문제들을 자신의 질환의 핵심으로 제시하는 경우, 관계 및 결혼사 평가를 확대하여 환자와 배우자 혹은 파트너의 대립, 집안일 분담, 가정 경제 관리, 친인척들과의 관계 등에 대해서도 추가로 질문해야 한다.

성생활력의 평가는 환자의 심리성적 발달, 초기 성, 성적 지향, 첫 성적 접촉 혹은 성관계 나이, 성관계 횟수, 오르가즘 도달 능력, 성기능 장애(낮은 성욕, 발기 부전, 윤활부족, 조루, 오르가즘 지체, 성불감증, 오르가즘 통증), 자위, 특이한 성적 선호 등에 대해 정보를 조사한다. 우리는 정신과 레지던트들이 여러 이유들 때문에 환자의 성생활에 대한 질문을 자주 생략한다는 것을 알 수 있었다. 그들은 성에 대해 환자들에게 질문하는 것을 불편해하고 그러한 질문이 환자의 기분을 상하게 하지 않을까 하는 괜한 걱정을 한다. 강조하건데 적절하게 그리고 확실한 비밀보장 하에 환자에게 성생활에 관해 질문하면 대부분의 환자는 기분 상해하지 않을뿐더러 많은 관심을 기울이지 않는 그러한 문제에 시간을 내어 질문을 해준 것에 감사해할 것이다.

일부 전문가들은(예: MacKinnon, Yudofsky 1992) 개인력의 일부분으로 사회적 대인관계, 친구, 종교적, 문화적 배경, 취미, 장기계획 등에 관해서도 질문을 해야 한다고 제안하다. 또 다른 이들은(예: Bender, Messner 2003) "과거에 어떤 스트레스들을 극복했나요?", "어떻게 그렇게 할 수 있었죠?", "당신의 장점들은 무엇인가요?" 등을 비롯한 기타 질문들을 함으로써 환자의 "적응사"에 대한 정보를 알아낼 것을 권한다.

정신상태 검사

정신상태 검사는 의사의 관찰과 환자의 다양한 부분(외모, 행동, 기분, 지각, 사고, 인지 기능)에 대한 주관적 보고를 요약한 것이라 할 수 있다. 대부분의 교과서들은 정신상태 검사를 정신과적 평가의 마지막에 검사하는 긴 범주들 목록이라고 설명한다. 그러나 경험이 많은 정신과 의사는 대체로 평가 초반부터 환자가 보고한 환자의 외모와 행동, 증상들을 관찰함으로써 정신상태 검사를 시작한다. 따라서 정신과적 평가의 마지막에 행해지는 좀 더 공식적인 정신상태 검사는 앞에서 다루지 않은 부분들이나 추가 조사가 필요한 부분들만 검사한다. 우울한 기분, 활력 부족, 수면 부족, 식욕부진 같은 주소가 있는 환자에게는 모든 우울증 증상들에 대해 반복해서 자세한 질문들을 하지 않도록 해야 한다. 그러나 무쾌감증이나 인지장애처럼 전에 언급된 적이 없는 증상에 관해서는 질문할 수 있다.

정신상태 검사는 다음 사항들을 포함하되 그러한 사항들에 국한되어서는 안 된다.

태도 – 환자의 정신과 방문은 자발적 의지에 따른 것인가 아니면 많은 망설임을 동반한 결정이었는가; 환자는 협력적이고 친절하며 적절히 행동하는가; 환자는 의사의 눈을 마주치며 이야기 하는가 아니면 눈을 피하는가; 환자의 얼굴 표정은 어떠한가.

외모 – 환자의 위생, 옷차림, 특이사항(예: 문신)

행동 및 정신운동 활동 – 환자 걸음걸이 특성; 환자가 초조해하는지, 의자의 가장자리에 앉는지, 손을 비트는지, 운동 활동이 증가하는지; 환자가 비정상적 동작, 틱, 근긴장이상, 이상한 몸짓 등을 보이는가.

말 – 환자의 말의 양(예: 항상 말하거나 혹은 단답형 대답)과 질(실수, 톤, 말하는 속도, 리듬 등).

정동, 기분 그리고 정동, 기분의 적절성과 안정성(대 불안정성) – 수면(꿈을 포함해서), 식욕, 성욕 등과 같은 생장증상들 또한 탐색해야 한다. 이 부분의 탐색은 또한 무쾌감증의 가능성, 에너지 레벨, 죄의식 같은 기타 기분장애 증상들에 대한 검사도 포함해야 한다. 마지막으로 최근의 자살 및 살인에 대한 생각과 계획에 대해서도 질문해야 한다.

불안과 관련 증상들 – 강박사고, 강박행동, 공황발작, 사회적 회피, 공포증, 플래쉬백, 놀람 반응.

지각 – 착각, 환각, 비현실성과 비개인화에 대한 느낌.

사고 – 환자 사고 과정의 형태(예: 연상의 흐름, 중지, 탈선, 우원)와 내용(예: 의심, 관계사고, 사고주입, 망상 – 체계화되거나 모호하거나 고립된 – 과 그 내용 –편집성 혹은 과대망상); 기분질환의 경우, 기분의 일치

각성과 깨어있음

지남력 – 시간, 장소, 사람 그리고 상황에 의한

집중 – 100 빼기 7검사나 특정 단어의 철자를 앞과 뒤에서 말하기 같은 간단한 문제를 주고 테스트함

기억 – 최근 기억, 중간 기억, 먼 기억, 잠재적 작화증. 단기 기억과 집중력 테스트는 환자에게 세 가지를 암기하게 하고 5분 후에 환자에게 그 세 가지를 생각해내게 하는 식으로 이루어짐.

일반 정보 및 지식에 대한 측정 – 최근 사건들, 대도시들, 유명 인사들 혹은 지리에 관한 정보를 제공하는 환자의 능력

지적능력 측정 – 평균, 평균이하, 평균이상, 혹은 정신지체 가능성

판단력 – 조작적인 것과 구체적인 것; 일반 상황에 대한 반응들에 대한 질문을 통해 테스트된다.

추상능력 – 환자의 추상능력은 환자에게 속담을 해석시키거나 유사점과 차이점을 논하게 함으로써 테스트될 수도 있다.

병식 – 환자가 자신의 질환 혹은 상황을 인식하는 정도

충동억제와 좌절내성

공식화(체계적 기술)

평가를 마친 후 레지던트는 환자의 현재 질환, 과거와 개인사, 성장발달 사항들, 자아강도와 자기방어 등과 같은 주요사항들을 고려하면서 스스로 환자 사례를 간략히 기술할 수 있다. 그러나 공식화는 추가 정보들이 수집되고 테스트 결과가 나올 때까지 연기될 수도 있다.

진단

환자 진단은 DSM 진단 분류(미국 정신과 협회 2000)를 이용하여 실행되어야 한다. 많은 사람들이 다축 진단이 성가시고 불충분하다고 여긴다. 하지만 이 진단은 임상의(들)로 하여금 치료계획 및 치료 결과에 영향을 끼칠 수 있는 다양한 분야들, 즉 정신장애, 잠재적 인격장애 혹은 그 특성들, 지적 장애, 병인과 관련이 있을 수 있고 치료 계획 및 결과를 복잡하게 할 수 있는 신체질환의 발병, 스트레스의 존재, 기능 수준 등의 진단을 고려하게 한다.

진단 시 검사가 필요할지 고려해야 하는 추가 분야에 대한 결정들로 이학적 검사, 혈액 검사(설명할 수 없는 피곤함과 에너지 저하에 따른 갑상선 기능검사처럼 검사를 위해서 실시할 수도 있고 혹은 특정 향정신성 약물을 시작하기 전 간 기능 검사, 리튬을 시작하기 전 혈중 요소질소, 크레아티닌, 갑상선 테스트처럼 특정 약물들을 시작하기 전 기준선으로서 실시할 수도 있다), 일부 약물 복용을 시작하기 전 심장 박동수와 혈압 측정, 가능한 심리검사(예: 기억력를 비롯한 기타 인지 검사), 신경학적 검사를 비롯한 다른 전문 진단 검사 등이 있다.

역량 : 정신과 레지던트들은 환자에 대한 자신의 평가에 기초하여 약물치료와 정신치료의 적절한 병용을 선택할 수 있어야 한다.

치료계획

초기 평가의 전 과정은 진단하고 가장 적절한 치료 선택에 중점을 둔다. 평가 마지막에 진단과 치료 선택 및 계획에 대해 환자와 철저히 토론 해야한다 (보기: 아래에 제시된 "환자와의 토론/시작"). 치료 선택은 복잡한 과정으로 다음과 같은 사항들을(중요도에 대한 특정 순서 없이 그리고 통합적으로) 포함한다: 진단; 동반질환; 근거중심의 의학 자료; 지침의 사용 가능성; 목표 증상들 고려; 과거치료 경험(효능과 부작용); 위험성(자살 충동); 환자의 믿음, 질환을 부정할 가능성, 취향, 오해, 기대; 환자의 기능 및 장애의 정도; 환자의 성격특성과 인격장애; 약물복용을 지속하지 않을 가능성; 다른 분야 전문가(예: 섭식장애의 경우 영양학자)의 관여 가능성; 정신역동적 문제들; 발생 가능한 부작용에 대한 고려; 의사의 경험과 기술; 치료동맹의 형성; 치료비용; 보험규정; 환자와 의사 모두가 가능한 시간대; 치료 장소 (입원, 낮 병원, 외래); 지원 네트워크의 존재, (직접적인 소비자 광고를 통해 의사와 환자 모두에게 전해지는) 시장 유혹과 압력.

Bender와 Messner(2003)는 정신과적 진단을 다음 두 범주로 구성할 것을 제안한다. (1) DSM 진단 기준을 충족시키는 목표 증상들을 보이는 질환들(예: 기분장애, 불안장애, 물질남용) (2) 현재의 생활 스트레스 요인들과(대인관계 문제들, 직장 관련 문제들, 적응장애, 인격장애) 좀 더 밀접하게 관련된 질환들. 이러한 구분은 약물치료와 정신치료에 대한 결정을 내리는 데 도움이 될 것 같다. 그러나 정신치료는 일반적으로 두 범주 모두에서 처방되고 약물은 두 범주 중 어느 한 범주나 혹은 두 범주 모두에서 처방될 수 있다. 많은 경우에, 일상적인 기능장애는 약물을 선택하는 주요 요인이 될 수 있다. 일례로 의사는 가볍거나 기능장애가 없는 우울증 환자에게 인지행동치료를 권하지만 심각한 기능장애가 있는 우울증 환자에게는 인지행동치료와 더불어 항우울제를 권할 것이다. 정신치료선택 결정은 치료사에 중점을 둘 수도 있고(치료사가 모든 정신치료에 전문 지식을 갖고 있을 때), 진단에 중점을 둘 수도 있으며(우울증에 대한 인지행동치료 혹은 공황 경험이 없는 광장공포증에 대한 생체 내 탈감작요법) 결과에 중점을(치료의 목적이 무엇이든 간에 현실적으로 달성될 수 있는 것; Makover 2004) 둘 수도 있다. 진찰을 담당하는 정신과 의사가 다양한 정신치료에 유능하다면 통합치료 초기의 의사결정은 진단과 결과에 기초한 접근법이 될 것이다. 일례로 우울증 사례를 살펴보자. 정신과 의사는 많은 요인을 고려하여 가장 적절한 항우울제를 선택한 후 진단 및 직접적인 목표들을 고려하여 인지행동치료를 선택할 것이다.

역량 : 정신과 레지던트는 치료법의 선택과 그러한 선택을 하게 된 이유를 환자와 토론하고 환자에게 설명할 수 있어야 한다.

환자와의 토론/시작

환자와 진단과 치료법 선택 및 계획을 토론하는 것은 일반적으로 초기 평가의 마지막 단계에서 행해진다.(평가가 다음 세션으로 연장되지 않는다면)

레지던트는 진단명과 진단명이 의미하는 바를 쉬운 일반 언어로 환자에게 알려주어야 한다. 그리고 환자가 진단명과 진단과정에 관한 질문을 하도록 격려해야 한다. 흥미롭게도 많은 환자는 일단 진단명이 나와서 질환에 대한 병명을 – 상징적 설명 – 듣게 되면 꽤 편안해한다.

진단결과를 토론한 후에 레지던트는 초기 치료 계획을 간단히 설명해야 한다. 레지던트는 약물선택, 각 치료법으로부터 기대할 수 있는 효과와 시간 경과(예: 벤조다이아제핀이 불안함을 꽤 빨리 완화하는데 반해 항우울제가 우울한 기분을 완화 시키는 데는 3주 이상이 걸림), 발생 가능한 부작용들과 그러한 부작용 관리에 대해서도 설명해야 한다. 레지던트는 긴급 상황이 발생하거나 환자에게 성가신 부작용이나 어떤 다른 문제가 발생했을 때 자신에게 연락하는 방법을 알려 주어야 한다. 환자들은 이것에 특히 감사해 하고 비상시 레지던트에게 항상 연락할 수 있기 때문에 치료 시작에 대한 불안 또한 상당히 완화된다. 진단명을 말했을 때와 마찬가지로 레지던트는 환자들에게 치료에 대해 궁금한 사항을 질문하게 해야 한다. 많은 환자가 인터넷 검색, 소비자 직접 광고, 미디어 보도나 흥미 본위의 기사들에 근거한 아주 구체적 질문들을 할 수 있다. 마지막으로 환자의 다음 진료 날짜를 꽤 빠른 기한 내로 정해야 한다 ("여기 처방전입니다. 한 달이나 두 달 후에 뵙도록 하지요."라고 말하는 것은 적절치 않다). 초기 약물치료 단계에서 레지던트는 꽤 자주 환자를 면담해야 한다.

Beitman과 동료(2003)가 설명하듯이 치료 초기 단계에는 환자의 질환을 개념화하고 치료에 대한 기대를 요약하며 발생 가능성이 있는 약물치료의 부작용을 예측하고 부정적인 치료 경험을 인정하며 부정적인 사회적 결과나 생활 방식에 대한 질문들을 통해 질병과 치료의 필요성을 부정하는 환자가 치료를 받아들이게 하고, 약물치료의 경우 정신질환과 약물의 관계를 다른 질환들과 당뇨와 인슐린 같은 약물들의 관계에 비교해야 한다.

치료 시작 단계의 첫 세션 이후의 세션들에서 약물의 의미, 약물 중독에 대한 두려움, 행동자제력 상실, 인격상실, 증상과 부작용의 혼동, 증상이 호전될 때 치료를 중단하려는 자연스러운 경향, 치료의 장점과 단점(Beitman et al.2003) 같은 사항들을 토론할 것이다.

Pruett and Martin(2003)은 약물을 처방하고 약물과 정신치료를 병용할 때 인식하고 있어야 할 사항들로 다음을 제안한다.

- 임상의들은 마케팅의 유혹들을 항상 인식하고 있어야 한다.
- 정신역동적 개념화는 사치가 아니라 적절한 치료를 선택하고 약물의 선택과 병용치료의 효과성을(진행과정에 기초해서) 평가, 재평가하기 위해 꼭 필요하다.

- 정신과 의사들은 시간적 제약에 너무 얽매여서는 안 된다. 치료를 이제 막 시작한 환자들을 진료할 때는 특히 그렇다.
- 약물 불균형에 대한 토론은 일반적으로 많은 임상의가 생각하는 것만큼 도움이 되지 않는다. 그 이유는 주어진 환자가 어떤 약물 불균형을 겪을지 예측하기 사실상 너무 어렵기 때문이다.
- 임상의는 치료 계획의 한 부분으로 특정약물을 과대평가하거나 과소평가하지 말아야 하며 환자에게 다른 약물을 선택해도 된다는 것을 말해줘야 한다.
- **정신과 의사들은 환자와 의사 간의 치료적 동맹이 약물보다 더 중요한 것인 것처럼 - 이것은 일반적으로 사실이다 - 자신의 환자들을 대해야 한다.**

일단 초기 평가가 한 두 번의 세션을 통해 끝나면 모든 정보가 수집된다. 수련 중인 레지던트들은 본 장에서 언급한 여러 치료사항을 고려한 후 사례를 임상 슈퍼바이저와 토론해야 한다. 진단에 대한 토론에서는 진단명이 치료선택에 끼치는 영향, 통합 혹은 병용치료일 때 진단명이 치료법들의 실행순서에 끼치는 영향에 대해서도 고려해본다.

일단 정신과 의사가 통합치료를 시작하기로 하면 약물치료와 정신치료의 실행순서를 결정해야 한다.(어떤 치료법을 먼저 시작할 것인가? 아니면 두 치료법을 동시에 시작할 것인가?) 통합치료의 실행 순서에 대해서는 4장 "통합치료의 순서결정"에서 다룰 것이다.

4장
통합치료의 순서결정

모든 정신과 의사들에게 - 베테랑 임상의든 저 년차 레지던트든 - 가장 어려운 문제 중 하나는 적절한 임상적 진단에 기초한 치료 계획을 결정하는 것이다. 환자가 기꺼이 수행할 수 있고, 환자의 현실적인 기대에 기초하며, 재정 측면에서도 환자가 감당할 수 있는 치료 계획을 세우는 것이 목표이다. 일부 전문가들은 이것이 과학과 예술의 결합이라고 말할 것이다. 또 다른 이들은 규약이나 지침에 근거하여 치료 계획을 세워야 한다고 주장할 것이고 또 다른 이들은 현실적인 치료 계획을 세우기 위해서는 아주 많은 요소를 고려해야 하고, 개인적인 성격이 아주 강한 어떤 것을 규약이나 지침을 통해 통제한다는 것은 어렵다고 반박할 것이다.

레지던트들은 아마 약물과 다양한 치료법들을 병용할 것이고, 이때 지지치료와 인지행동치료는 가장 빈번히 사용되는 치료법이 될 것이다. 항우울제와 인지행동치료의 병용은 만성적 기분 장애가 있는 사람들에게 가장 효과적이고 도움이 되는 치료법으로 부상했다(Dunner 2001). 일례로 네파조돈(nefazodone)과 인지행동치료의 병용은 어느 한 치료법만을 시행하는 것보다 더 효과가 있고(Keller et al. 2000) 이러한 두 치료법의 병용으로 상당한 정신사회적 향상이 이루어졌다 (Hirschfeld et al. 2002). 약물과 정신역동적 정신치료의 병용이 이루어지기까지 일부 체계적인 연구들이 이루어졌지만 (Burnand et al.2002; de Jonghe et al. 2001), 특정 환자에게 어떤 치료법이 더 효과적인지 결정하는 것은 여전히 어려운 문제이다. 게다가 현 연구들 대부분이 정신치료와 약물치료의 병용으로 생길 수 있는 시너지 효과를 평가하기보다는 정신역동적 치료와 약물치료를 비교하려 하고 있다 (Roose 2001).

레지던트의 훈련을 위한 지침이 마련되어야 한다. 정신과 레지던트들에게 통합치료의 일부분으로 정신치료를 제공하고 향정신성 약물을 처방할 때 고려해야 하는 다양한 사항들을 철저히 생각하는 틀을 제시해야 한다.

일단 적절한 진단이 내려지면 레지던트는 약물 및 정신치료와 관련된 일련의 문제들을 철저히 생각해봐야 한다. 본 장에서 우리는 이러한 정신치료와 약물의 다양한 측면들을 검토하여 효과적인 틀을 제공할 것이다. 체계적인 데이터가 많지 않기 때문에 우리는 임상 경험들을 우리가 제시하는 권고사항의 주요 근거로 이용할 것이다.

순서결정

우선 진단이 아주 중요하다는 것을 말하고 싶다. 축 I – 축 II 이

분법에서 알 수 있듯이 역사적으로 정신의학에는 이중성이 존재해왔고 역동적 이론들과 약물로 분리되어왔다. 일례로 많은 정신과 의사들은 약물을 역동적 이론의 부가물로 역동적인 치료가 충분치 않은 경우에만 사용될 수 있는 치료법으로 간주한다. 이와는 반대로 먼저 향정신성 약물을 사용한 후 환자의 상태가 호전되지 않으면 정신과 치료를 위해 환자를 정신건강 전문가에게 의뢰하는 일차 진료의들이나 매우 정신생물 지향적인 정신과 의사들도 있다.

게다가 축 III 진단들 또한 매우 중요하다. 정신과 레지던트는 환자가 지금 복용하고 있는 약물들, 환자의 과거 및 현 병력, 환자의 가족력, 환자의 알레르기, 근본적인 의학적 상태와 관련 있을 수도 있는 기타 증상들을 알고 있어야 한다. 환자가 한동안 자신의 일차 진료의나 다른 의사에게서 진료를 받은 적이 없다면 검진을 제안하는 것도 좋을 것이다. 환자가 현재 여러 질환을 앓고 있다면 정신과 레지던트가 환자의 허락 하에 환자의 일차 진료의에게 전화해서 환자의 현 건강 상태를 토론하고 환자의 정신과 질환 치료 계획에 대한 일차 진료의의 의견을 묻는 것도 좋을 것이다.

어떤 치료 유형을 실행하든 레지던트는 치료 초반에 환자의 체중, 키, 활력 징후들을(혈압 포함) 알고자 할 것이다. 이러한 지표들은 병원을 처음 방문했을 때와 첫 방문 이후 정기적으로 검사되거나 레지던트의 처방에 의해 측정될 것이다. 레지던트는 또한 혈당, 간 효소, 갑상선 기능 같이 유용하게 이용될 수 있는 환자에 관한 모든 최근 검사 기록들을 이용할 수 있다.

대부분 약물의 사용법은 한 치료법을 먼저 실행하고 그 치료법이 효과가 있는지 살펴보는 것이다. 여러 약물을 결합하여 처방한다고 해도 그 약물들은 대개 결합상태로 사용되지 않고 각 약물의 순서를 정해 순서에 따라 사용된다. 따라서 임상의는 한 약물의 효과를 관찰하고 알레르기 반응같이 부적합한 효과를 보이는지 살펴보고 그 약물이 성적 부작용, 신경과민 같은 다른 부작용을 일으키는지 여부를 판단한다. 정신과 의사들은 항도파민 효과와 항콜린 효과가 있는 강력한 항정신병 약물(예: 티오리다진, 클로르프로마진, 할로페리돌)을 처방할 때 환자를 편안하게 하고 환자가 약물치료를 중단하는 일이 없게 하려고 초기부터 부작용 치료에 중점을 두었다. 또한, 이러한 약물들 때문에 회복할 수 없을 지연성 운동장애 증상들이 가려지는 일이 없도록 하였다. 따라서 전통적으로 한 약물을 먼저 시작하고 그 이후에 다른 약물들을 첨가하여 효과를 증강하거나 부작용을 일부 줄이고자 했다.

따라서 통합치료에서는 정신과 의사들이 일반적으로 한 가지 유형의 치료를 시작하고 그 치료가 어떤 효능을 발휘하는지 지켜본 후 필요하다면 다른 치료법을 추가한다. 통합치료는 먼저 약물 혹은 정신치료를 시작한 후 나머지 치료법을 추가할 수도 있고 약물과 정신치료 두 치료법을 동시에 시작할 수도 있다. 치료법 순서를 결정하는 것은 복잡한 문제다(Beitman et al. 2003).

진단은 중요하다. 그 이유는 우울증이나 불안장애가 있는 환자에게 처음에 약물을 제공하여 증상을 완화하면 환자는 좀 더 충실하게 정신치료에 참여할 수 있기 때문이다. 마찬가지로 정신장애가 있는 환자들의 경우, 의심하고, 환각을 느끼며, 망상하고, 조증 증세를 보일 수 있어서 좀 더 편하게 의사와 마주앉아 이야기할 수 있게 하려면 약물이 필요할 수도 있다.

훌륭한 임상의라면 상황이 흑과 백처럼 단순하지 않다는 것을 확실히 인식할 것이다. 의심이 많고 편집적인 환자는 자신과 의사의 관계가 원만하지 않으면 그 의사가 처방해준 약을 복용하지 않을 것이다. 환자는 약물이 자신에게 해를 주는 것이 아니라 자신의 질환을 호전시킬 것이라는 희망을 조금이라도 가져야 한다. 이러한 동맹관계는 의사와 환자 간의 대화에 기초한다. 이러한 대화는 지지정신치료, 대인관계 정신치료, 혹은 인지행동치료의 일부분으로 여겨질 수 있다. 따라서 약물과 정신치료는 사실 순차적인 것이 아니라 통합적이라고 주장할 수도 있다.

따라서 치료 계획을 결정하는 데 있어 정신과 레지던트는 환자와 함께 효능이 있는 것으로 증명된 모든 유형의 치료들을 상의해야 한다. 레지던트 혼자서는 그러한 치료를 제공할 수 없다고 해도 모든 유형의 치료들을 최소한 토론이라도 해야 한다. 레지던트는 환자에게 모든 가능한 선택들에 대해 알려주어야 한다.

임상의는 고려하고 있는 모든 향정신성 약물과 정신치료들에 관한 정보를 환자에게 제공해야 한다. 둘 중 어느 한 가지 치료법만 사용하는지 혹은 두 치료법 모든 사용하는지 그리고 한 치료법을 먼저 시작한 후 다른 치료법을 뒤이어 사용할 것인지 아니면 두 치료법을 동시에 사용할 것인지에 대해 말해주어야 하고 그러한 결정에 따른 이유 또한 설명해 주어야 한다. 환자는 정신과 의사의 치료방법에 대해 어느 정도 예상을 하고 병원을 방문한다. 일부 환자들은 의사가 "알약 처방"을 해 주는 것에 두려움을 느끼고 일부는 약물치료에 좋은 기억이 있어서 의사가 고통스러운 증상의 완화를 위해 알약 처방을 해 주기를 바라기도 한다. 또 일부 환자들은 의사가 너무 바빠서 환자들의 말에 진실로 귀 기울이지 못하고 약물 처방을 해주거나 상담을 지시하여 환자들을 얼른 보내버리려고 하는 배려가 부족한 사람들이라고 여긴다. 일부는, 의사가 부자가 되기 위해 의술을 펼치며 돈을 쫓는 사람들이라고 여긴다. 의사에 대한 부정적인 시각들이 많지만, 대부분 환자들은 정신과 의사를 존경하고 자신들에게 도움을 줄 수 있을 것이라는 희망을 품는다. 결국, 그러한 존경과 믿음 때문에 그들은 정신과를 방문하여 자신들의 이야기를 하고 임상의가 자신들의 문제를 해결해주기를 바라는 것일 것이다. 이러한 시각들은 분명히 치료과정을 촉진할 것이다.

약물치료의 시작

진단은 치료 초기에 약물을 투여할지 말지 여부를 결정하는데 아주 중요하다. 약물에 대한 환자의 느낌을 판단하는 것은 중요하다. 환자가 약물에 대해 두려움을 느끼거나 약값을 지급할 경제적 여력이 없거나 혹은 일차 진료의로부터 더 많은 정보가 필요한 부수적인 질환을 앓고 있는 경우 일찍 처방을 조정하는 것이 바람직할 수 있다. 한편, 환자의 진단명이 약물로 잘 치료되는 질환이고 (예: 재발성 우울증) 항우울제를 지난번 발병 이후에 복용하고 있지 않다면 항우울제 약물 처방을 치료 계획의 초기 단계에 두는 것이 적절할 것이다. 항우울제를 제공, 발생 가능한 부작용들, 예상되는 약의 효능들, 그리고 나중에 첨가할 수 있는 치료법들에(효능 증대를 위한 추가 약물이나 정신치료) 대해 고려할 수도 있다. 게다가 항우울제가 졸음, 수면시간 증대, 낮 시간 불안감 유발 같은 일부 증상들을 완화하지 않는다면 먼저 치료되어야 하는 신체적 질환들이 있을 수 있다.

환자가 항우울제를 계속 복용함으로써 슬픔과 절망을 덜 느낀다면 환자는 임상의에게 우울증 발생 초기에 스트레스를 유발한 요인이나 우울증 초래 원인에 대한 이야기를 시작할 수 있다. 가족 구성원들과 관련된 사항들이 있는 경우 가장 적절한 정신치료로 커플치료를 실행할 수 있고 조직 혹은 직장에서의 대인관계 문제가 있는 경우 인지행동치료가 가장 적절할 것이다. 정신과 의사들은 치료의 중점을 약물에서 문제점 해결로 이동할 때 환자들이 가능한 한 신체적 질환이나 급성증상들이 없기를 바랄 것이다.

환경은 치료의 순서를 결정하는 데 중요한 역할을 한다. 일례로 환자와의 첫 대면이 위급상황에서 이루어졌으면 정신치료에 앞서 약물이 먼저 주어질 수 있는데 그 이유는 증상들이 일반적으로 좀 더 심각하고 다른 의사의 추가 검진이 이루어질 것이기 때문이다. 이와 유사하게 병원에 단기간 입원한 입원환자들도 정신치료를 시작하기 전에 약물이 투여될 수 있다.

하지만, 레지던트가 통합치료를 제공하는 외래환자는 진단명, 환자의 기대, 증상의 심각도 등의 요소들이 치료 초기에 약물을 제공할지에 큰 영향을 끼친다.

약물을 제공하기로 했다고 해도 레지던트가 고려해야 하는 또 다른 사항은 기다리면서 지켜보는 것이 더 현명한 선택일 수 있다는 점이다. 이것은 몇 세션이 지난 후에 환자가 다르게 보이거나 다른 증상이 나타날 수 있음을 의미한다. 처음에 불안을 느끼는 것처럼 보이던 환자는 레지던트를 알게 되면서 그러한 불안한 모습은 보이지 않고 다른 유형의 치료법이 효과적으로 작용할 수 있는 증상이나 질환들을 보일 수 있다. 우울한 기분을 동반한 적응장애로 보였던 질환이 몇 번의 정신치료 세션을 거친 후에 확실히 적응장애로 판명될 수도 있고 혹은 약물치료가 필요한 우울증으로 밝혀질 수도 있다.

간혹 임상의는 진단이 정확한지 확신하지 못할 때가 있는데, 이때 약물을 처방하기 전에 기다려 보는 것이 현명한 방법일 수 있다. 일단 약물을 복용하기 시작하면 되돌리거나 중지하는 것이 더욱 어려워진다. 환자가 부적절한 부작용을 보이면 환자에게 복용량을 늘리거나 다른 약물군의 약물을 시도해보도록 설득하는 것이 더욱 어려워질 수 있다.

정신치료의 시작

환자에게 특정한 정신치료를 시행해야 할 때, 환자의 진단명과 그에 맞는 치료법들, 그리고 어떤 치료를 받아야 하는지 환자에게 설명하면서 정신치료를 시작하면 유용할 것이다. 환자는 치료기간과 치료로부터 기대되는 효과, 치료를 마친 후 자신들이 어떻게든 달라질 수 있는지와 치료가 성공하지 못하면 어떻게 되는지를 알고 싶어한다. 환자들은 자신들 혹은 가족 구성원의 정신과 질환을 통해 직, 간접적으로 정신과 치료 경험이 있을 수 있다. 임상의가 그러한 사실을 알고 현재 권하는 치료법을 환자가 이미 경험하거나 어느 정도 알고 있는 치료법과 맞추면 유용할 것이다.

정신과 레지던트들에게 몹시 어려운 점은 그들이 치료법과 관련하여 환자들을 교육하고 정보를 알려주어야 하지만 환자들이 모든 질문에 완벽하게 대답해 줄 정도로 임상경험 혹은 배경지식이 풍부하지 않다는 것이다. 게다가 레지던트는 사실상 유사 질환을 앓고 있는 환자를 처음부터 끝까지 치료해본 경험이 없을 수도 있고, 따라서 자신이 적절하게 치료할 수 있을지 불안해할 수 있다. 대체로 슈퍼바이저가 레지던트들이 각 정신과 치료 유형별 첫 두세 명의 환자들을 치료하는 것을 도와주고, 환자 또한 이러한 사실을 알고 있을 수 있지만, 레지던트는 치료를 제공하는 동안 처절하게 혼자임을 느끼는 힘든 상황에 부닥칠 수도 있다.

하지만 레지던트가 자신 없어 할지라도 정신치료는 확실히 효과적이거나 성공하리라고 기대된다. 레지던트와 환자가 어려운 상황에 부닥쳐 있을 때, 그러한 상황을 인정하면 레지던트는 더 많은 지도감독을 요청할 수 있고 환자는 레지던트와 좀 더 친밀한 관계를 형성할 수 있을 것이다. 수련병원을 선택하는 환자들 대부분은 수련을 받는 레지던트들이 개업의들처럼 노련하고 경험이 풍부하지는 않지만 똑똑하고 열성적이어서 레지던트들로부터 치료를 받는 것이 득이 된다는 것을 깨닫게 된다. 낮은 진료비는 레지던트 진료를 택하게 하는 결정적 요인이 될 수 있고, 병원과의 지리적

근접성과 언제든 진료할 수 있다는 점 또한 레지던트 치료를 택하는 이유가 된다.

레지던트들은 자신들이 완벽한 정신치료를 제공할 수 있어야 한다는 부담감을 갖지 말아야 한다. 그들이 해야 하는 것은 단지 환자들을 위해 온 정성을 쏟고 자신들이 현재 수련을 받고 교육을 받고 있다는 점을 깨닫는 것이다.

정신치료와 약물 병용 치료 도중에 환자의 상태가 호전되지 않아 레지던트가 환자에게 필요한 치료나 약물과 정신치료 병용치료를 자신이 적절히 제공할 수 없음을 깨닫고 상담 혹은 의뢰를 하는 경우가 있다. 이러한 결정들은 슈퍼바이저와 토론해야 하며 무엇보다도 환자에게 최선이 될 수 있는 치료 제공에 역점을 두어야 한다. 이러한 모든 사항을 고려하고 레지던트가 초보자로서 느끼는 불안감 때문에 환자를 다른 의사에게 의뢰하는 일이 없도록 하는 것은 아주 복잡하지만, 수련 과정의 일부분이다.

정신치료를 처음 시작할 때는 역동적 사항들이나 원칙들에 중점을 두는 것이 보통이다. 게다가 인지행동치료는 불안감, 우울증, 물질남용을 포함하여 다양한 정신질환들을 치료하는 중요한 유형의 치료법이다. 환자들이 약물로 치료될 수도 있는 증상들을 보이기 시작하면 레지던트는 그러한 증상들을 약물로 치료했을 때와 역동적 과정으로 치료했을 때의 장점과 위험성을 판단해야 한다. 다시 진단이 중요한 역할을 하게 된다. 이후에도 계속해서 적절한 진단이 요구된다. 가벼운 우울증으로 시작된 것이 시간이 흐르면서 약물로 치료되어야 하는 중증 우울증으로 발전할 수 있다. 항우울제 사용 가능성을 배제하고 정신치료를 지속하는 것은 상당히 위험할 수 있다. 마찬가지로 외상 후 스트레스 장애의 과거력이 있는 환자가 대수롭지 않은 기분장애 증상을 보일 수 있는데, 정신치료로 초기 외상적 사건을 검토하면서 불안정한 불안 및 기분 증상에 이를 수 있다. 재평가를 통해 약물이 정신치료에 추가되어야 한다는 결론에 이를 수 있다.

> **역량** : 정신과 레지던트는 치료 초기에 효과적인 치료적 동맹을 형성할 수 능력을 보여줄 수 있어야 한다.

> **역량** : 정신과 레지던트는 약물(혹은 다른 의학적 치료)과 정신치료의 순서 결정과 관련 있는 문제들을 올바르게 이해하는 능력을 보여줄 수 있어야 한다.

유지

대부분의 사람들은 특정의 것, 예를 들어 최적의 체중, 훌륭한 성적, 우수한 근무실적을 유지하는데 어려움을 느낀다. 우리는 모두 지속적으로 노력해야 한다. 일례로 치과 의사들은 우리에게 정기적으로 치과 검진을 받도록 상기시켜주어야 하고, 자동차에는 서비스가 필요하다는 것을 말해주는 계기판 경고등들이 장착되어 있다. 우리 대부분은 날마다 같은 일을 하는 것에 지루해하거나 싫

증을 느낀다. 우리는 현재 상황에 무관심하게 되고 우리가 정기적으로 하는 어떤 일을 그만두면 무슨 일이 발생할지를 알고 싶어 하며 같은 결과를 얻을 수 있는 좀 더 저렴하거나 쉬운 방법을 찾고자 한다.

환자가 약물과 정신치료를 안정적으로 받게 되었을 때 치료의 결정적 단계가 시작된다. 레지던트는 환자가 잘 해나가는 모습에 꽤 기뻐할 것이고 환자 또한 마찬가지일 것이다. 그러나 몸이 비교적 호전되면 알약을 매일 복용하고 정기적으로 레지던트의 진료를 받으며 약값과 진료비를 지급하는 것에 환자는 뭔가 변화를 주고 싶어 한다. 따라서 이때 환자와 함께 달성한 좋은 결과에 아주 고무된 레지던트가 환자의 건강상태를 계속해서 좋게 유지하기 위해 열심히 노력해야 한다는 것을 깨닫는 것은 중요하다.

일례로 유지 단계에서 성적 부작용에 대해 질문하는 것은 적절하다. 환자들이 상당히 우울해하고 불안감을 느꼈을 수 있는 약물 복용 초기 단계에서는 성욕저하나 성관계에 대한 흥미 감소가 환자에게 그리 중요한 문제가 아니었을 수 있다. 환자가 호전되기 시작하고 환자의 배우자가 환자의 일상생활이 개선되었다고 느끼면 성생활은 다시 중요한 문제가 될 수 있다. 레지던트가 처방한 약물이 환자의 성욕에 변화를 줄 수 있다면 그러한 문제를 환자와 이야기해야 한다. 환자는 레지던트가 자신에게 약을 계속해서 복용하게 하리라는 것을 깨닫고 이 문제를 레지던트에게 언급하기를 원치 않을 수 있다. 따라서 환자는 스스로 약의 복용량을 줄이고 그 결과를 지켜볼지도 모른다.

유지 단계에서의 또 다른 문제는 약값과 치료비용 지급이다. 대부분의 환자는 이러한 치료들에 대해 최소한 본인 부담금을 내야 한다. 이러한 의료비 지불은 환자에게 부담될 수 있다. 따라서 환자들은 치료 계획에서 생략해도 무관한 것을 찾기 시작한다. 다시 말하건대 레지던트는 이러한 문제들을 먼저 제기해서 환자와 함께 해결해나가는 것이 더 바람직하다.

치료 유지 기간에는 환자의 증상이 심각했을 때 제쳐놓았던 가족의 문제점들이 좀 더 중요해진다. 결혼 문제들, 부모-자식 문제들 혹은 경제적 어려움이 환자의 상태가 호전됨에 따라 다시 수면위로 떠오른다. 환자와 함께 기타 가족 구성원들을 세션에 참여시키는 것은 도움이 될 수 있다. 환자가 통합치료를-약물과 정신치료-받을 예정이라면 임상의와 환자는 언제 그리고 어떻게 이러한 가족 구성원들을 진료에 참여시킬 것인지 결정할 수 있다.

치료 순응

치료계획, 특히 약물 복용을 엄격하게 지속하는 것은 몹시 어려운 일이다. 대부분의 사람은 약을 복용하는 것을 좋아하지 않는다. 복용해야 하는 항생제를 모두 철저하게 복용하는 사람들이 얼마나 될까? 많은 사람이 증상이 호전되기 시작하면 약물을 중단한다. 항우울제 일차 치료에 대한 추적조사는 그 결과가 실망스럽다. 6개월 후 일차 진료의가 처음에 처방해준 대로 항우울제를 복용하고 있는 환자는 거의 없었다.

다음은 약물치료 계획에 제대로 순응하지 않는 여러 가지 예들이다 : 의사가 처방한 모든 약물을 구매하지 않는다; 처방된 대로 복용하지 않고 너무 많은 혹은 너무 적은 양을 복용하며 또는 제시간에 약물을 복용하지 않는다; 약물을 복용하면서 알코올 혹은 다른 약도 복용한다; 레지던트와 동의한 날짜 전에 약물을 중단한다. 정신치료에서 치료에 순응하지 않는 경우는 진료 약속을 지키지 않거나, 약속을 마지막 순간에 취소하는 것, 또는 약속시간에 늦는 것이다. 또한, 치료비를 내지 않거나 가족이나 기타 참여자들을 치료에 데려오지 않으며 과제를 하지 않는 것도 포함된다.

환자의 정신 병리와 관련 있는 일부 요소들 또한 비순응에 영향을 줄 수 있다 : 편집증, 의심 혹은 정신병; 물질남용; 기억력 장애와 같은 인지장애; 정신운동 초조와 절망감이나 무가치함을 가져오는 심각한 우울증.

환자들이 의사가 처방해준 약물 및 정신치료에 순응하게 하려면 정신과 레지던트는 어떤 일을 할 수 있을까? 아래에 일부 제안들이 제시되어 있다.

대부분의 환자는 자신들의 치료와 관련해서 자신들에게 시행되는 교육에 감사해 한다. 서면 자료들도 도움이 되지만 특정 유형의 환자에게는 전화를 이용하여 정보를 제공해주는 것이 더 유용할 수 있다. 약물 및 정신치료에 대한 사실관계 보고서는 훌륭한 부속물들이다. 웹사이트, 인쇄물, 책, 팸플릿 등은 종종 아주 유익하다. 일부 환자들은 이러한 자료들을 읽고 자신들이 모든 부작용을 경험하고 있다고 두려워하기도 하지만 그들이 정보를 얻은 후 레지던트와 그 정보에 대해 토론할 수 있다는 것이 아마 더 중요할 것이다.

일부 환자들은 지원 단체나 유사한 질환이 있는 환자들 집단의 지역 집회에 참여함으로써 혜택을 누릴 수 있다. 따라서 환자들을 정신장애인을 위한 국립기관, 우울-조울증 지원단체, 알코올중독자 자조 모임, 마약중독자 자조 모임에 의뢰하는 것은 유용할 것이다.

가족들을 특정 세션에 참여시키는 것은 매우 유용할 수 있다. 환자들의 동료에게 - 배우자, 여자친구, 남자친구 - 환자들의 치료 순응을 위해 어떻게 도와주는 것이 최선일지 질문하는 것도 도움이 될 수 있다.

환자들에게 부작용과 그들의 일반적 의학적 건강 상태에 대해 계속해서 질문해야 한다. 환자들은 임상의가 계속해서 자신들의 약물에 대해 관심이 있고 상태를 호전시키기 위해 온 힘을 다하고 있다는 것을 깨닫게 될 것이다. 언제 약물을 중단하거나 복용량을 줄일지는 레지던트와 환자가 서로 토론하는 것이 좋을 것이다. 일부 환자들은, 임상의가 자신들에게 약물을 무한정 복용하기를 원한다고 생각하는데, 이것은 결코 사실이 아니다.

제약회사들은 소비자 직접 광고를 많이 한다. 특정 약물에 대한 대규모 미디어 광고가 있다면 환자들에게 어떤 내용을 들었고 어떻게 생각하는지에 질문하는 것도 도움이 될 것이다. 시판된 새 약물이 환자에게 좋을 수도 있고 좋지 않을 수도 있는 이유에 대해 이야기하는 것도 유익할 것이다.

많은 환자가 건강식품 가게나 인터넷을 통해 구매한 대체 혹은 보조 약물이나 물질을 복용하고 싶어 할 수 있다. 그러한 물질 복용을 원하는 사람들이 증가하는 여러 이유가 있다. 하지만, 그러한 사항들에 대해 정기적으로 질문해야 한다. 환자가 보조제로 복용하는 물질은 주요 정신치료에 부작용을 끼치지는 않지만, 영향을 끼칠 수 있으므로 환자가 복용하는 보조제에 대해 알고 있어야 한다.

동반질환을 치료하기 위해 환자의 일차 진료의 혹은 전문 진료의는 정신과 약물과 상호작용하는 새로운 약물을 처방했을 수도 있다. 정신과 레지던트가 이러한 사실을 알고 있어야 환자가 약물 복용을 완전히 중단하여 정신과 증상이 증가하기 전에 정신과 약물의 복용량(혹은 약물 그 자체)을 변경할 수 있다.

약물포장 조정 - 하루 혹은 일주일 분량별로, 물약이나 설하제제, 알약 포장팩 등이 일부 환자들에게 행동 전략으로 유용할 수 있다.

레지던트에 대한 첫인상은 중요하다. 레지던트가 능력 있고 자신감 있어 보이면 환자는 대체로 치료에 순응하는 것을 더 편하게 느낀다.

환자가 정신역동적 치료를 중단하는 이유로는 환자와 의사 간의 원만하지 못한 치료적 동맹, 환자의 정동에 대한 관심 부족, 세션 중 지지 및 역동성 부족 등이다.

역량 : 정신과 레지던트는 환자의 치료를 유지하고, 순응하게 하는데 중요한 요인들에 관한 지식을 표현할 수 있어야 한다.

결론

문헌에 기초하여 일반 환자들을 위해 약물과 정신치료 순서를 최선으로 결정하는 방법을 익히는 것은 거의 불가능하다. 적절한 진단을 하고 환자와 레지던트 모두가 동의하는 치료 계획을 세우고 환자가 지시를 잘 따르고 있는지 계속해서 평가하는 것, 이러한 모든 것들이 치료를 향상하게 만드는 방법들이다. 치료 시작도 쉽지 않지만, 통합치료 유지단계를 조절하고 환자들이 현재 규칙적으로 실행하는 약물 및 정신치료를 지속하도록 돕는 것 또한 어려운 일이다. 정신과 레지던트들은 환자들이 치료 지시를 잘 따르고 있는 것처럼 보일 때 환자들에게 치료계획을 잘 이행하고 있는지 질문해야 한다. 그 이유는 바로 그러한 순간에 환자들은 레지던트와 상의 없이 자신들 스스로 치료에 변화를 주려고 시도할 수 있기 때문이다. 레지던트가 최적의 통합치료를 실행하고자 한다면 무엇보다도 환자들의 말에 귀 기울이고 이러한 어려운 치료시기에 주의해야 한다.

치료를 충실히 지속하지 않는 고위험 시기가 있다. 예를 들어 의사–환자 관계가 아직 탄탄하지 않고 치료적 동맹이 아직 시작되지 않은 치료 초기가 그러한 시기에 해당한다. 게다가 어느 정도의 시간이 지나야 약물 혹은 정신치료의 효과가 나타나고 환자와 가족들의 치료 결과를 눈으로 확인할 수 있게 된다. 인내력이 부족하거나 치료를 중단할 구실을 찾고 있는 사람에게는 이 시기가 고위험 시기일 수 있다. 이후에는 의존 혹은 약물 중독에 대한 두려움, 환자와 의사 간의 전이현상 등이 치료 순응의 문제를 일으키는 원인으로 작용할 수 있다.

정신치료와 약물치료는 상호보완적이라고 할 수 있다. 약물치료가 시작되어 복용량이 조정되면 임상의가 환자를 도와 환자가 삶의 가장 중요한 부분이었던 즐거운 활동들과 직무들을 계속할 수 있도록 하는 것이 치료에 도움이 될 것이다. 약물 클리닉은 많은 환자에게 치욕스러움을 줄이고 교육과 지원을 제공하는 방법으로써 아주 유용하다. 임상의들과 간호사들을 비롯한 기타 정신 건강 치료자들이 전화 혹은 이메일을 통해 보여주는 개별적인 관심 또한 아주 효과적인 것 같다.

레지던트들은 정신치료와 약물치료를 지속하는 것이 환자들 대부분에게 어려운 일이라고 가정해야 한다. 환자의 의학적 치료와 정신 건강 치료가 지속하고 있는지 자세히 살펴야 한다. 각 세션에서 증상들을 살펴보고 치료 순응과 관련된 문제들을 검토하는데 상당한 시간을 할애해야 한다. 이것은 치료 초기 단계에 특히 그렇다. 환자가 약물을 받아 복용하고, 진료를 받고 과제를 하며 친구와 가족 구성원들의 지원을 이끌어내는 과정에서 겪는 문제점들을 모두 살펴봐야 한다(Wetherell 2003). 이러한 사항들과 관련된 문제점들을 미리 파악하고 해결하는 것이 치료 일부분이 되어야 한다. 좀 더 빈번한 연락이 – 전화, 병원방문 혹은 이메일을 통해 – 이루어져야 한다. 또한, 가족 구성원이나 다른 지지자들을 조사해야 한다. 환자가 인지장애라면 가족구성원들이나 다른 사람들의 도움을 구하는 것이 치료 성공을 위한 중요한 요소가 될 것이다.

레지던트는 치료 중단과 관련하여 환자에게 위협적이거나 화내는 모습을 보이지 않으면서 문제 해결을 돕고 그러한 사항들을 밝혀야 한다. 치료의 목적은 환자가 자신의 모니터가 되어 약물과 정신치료를 스스로 지속시키는 방법을 찾을 수 있게 하는 것이다. 환자 자신이 치료 성공을 위해 어떤 문제든 레지던트와 상의할 수 있고 또 해결할 수 있다고 느낄 수 있어야 한다.

5장 통합치료에서 종결

일부 중증 혹은 재발성 주요 정신질환에서 통합치료는 무한정 계속될 수 있다. 하지만, 대부분의 치료는 특정시점에서 종결될 것이다. 통합치료의 종결은 약물치료와 정신치료의 동시 종결(드문 경우이기는 하지만)을 의미할 수도 있고 약물치료나 정신치료 중 하나가 먼저 종결되고 나머지 치료법이 이후에 종결되는 순차 종결이 될 수도 있다.

두 치료법의 동시 종결은 환자에 의해 강행되는 경우가 많다. 즉 환자는 자신의 정신과 의사에게 동시에 종결하여 달라고 요청하거나 혹은 단순히 치료 세션에 모습을 드러내지 않게 된다. Bender와 Messner(2003)가 지적했듯이 이러한 환자들은 치료를 종결하는 것이 아니라 그만두는 것이다. 환자들은 자신들의 상태가 충분히 호전되었다고 느끼거나 치료를 통해 얻는 효과가 상당히 줄었다고 느낄지도 모른다(Makover 2004). 또 다른 치료 종결 이유는 다소 유감스럽지만, 환자가 계속 치료를 받을 여력이 안 된다는 것이다. 즉 제3의 진료비 지불자가 비용이 효과를 초과한다고 판단하거나(Makover 2004) 각 특정 질환에 대해 미리 정한 세션의 횟수에 대해서만 비용을 내겠다고 결정할 수 있다. 또는 치료비를 자기 돈으로 지불하는 환자가 치료비를 제공할 경제적 여력이 안 될 수도 있다. 레지던트 수련 기간 발생할 수 있는 특별한 종결 사례들도 있다. 레지던트의 치료를 받던 환자들은 치료를 담당하던 레지던트들이 수련 프로그램을 떠나면 다른 레지던트들로부터 치료를 받게 된다. 이것은 진정한 의미에서의 치료 종결은 아니지만, 치료관계의 종결이고 따라서 신중하게 계획되고 실행되어야 한다. 마지막으로 레지던트가 알고 있어야 하는 것은 초기 약물치료기간(약물관리)이 지난 후, 약물치료를 계속하면서 (분리치료에서) 정신치료를 위해 환자를 의뢰하기로 한 결정을 환자는 종결로 간주할 수 있고, 따라서 일부 사례들에서 종결과 유사한 형태로 처리될 수 있다는 것이다.

모든 치료 종결은 훨씬 앞서, 될 수 있으면 몇 달 앞서서 계획되어야 한다. Makover(2004)는 심지어 치료 초기에 치료 종결을 (혹은 최소한 치료 종결 계획이라도) 시작할 것을 제안한다. 종결 순서결정은 복잡한 과정으로 다양한 요소들에 의해 결정된다. 그러한 요소들은 진단명; 질환의 심각성; 현재까지의 통합치료의 효능과 결과; 사용된 정신치료법; 총체적인 치료 목표들; 각 치료법의 치료 목표들; 환자 취향과 믿음, 오해; 약물 부작용; 재정 상태 등이 있다.

통합치료에서의 복잡한 순차 종결의 예로 우울증 사례를 들 수 있다. 한 단발성 우울증의 사례에서, 12번의 치료 세션 후 증상이 상당히 호전되어 인지행동치료 종결을 시도하지만, 6~9개월간의 안정된 기간을 위하여 항우울제 치료를 몇 개월 더 지속하도록 권고할 수 있다. 또 다른 단발성 우울증 사례에서 9개월간의 안정된 기간을 보내고 항우울제를 복용 종결을 고려할 수 있지만, 새 직장 혹은 결혼 문제 적응을 위해 지지정신치료를 계속할 수도 있다. 재발성 우울증은 정신치료를 종결하고 항우울제 치료를 계속 지속하는 것을 고려할 수 있다.

약물치료나 정신치료의 신중한 적용은 다른 치료를 종결할 때 도움이 될 수 있다. 정신치료는 약물치료 종결 시 아주 큰 도움이 된다. 정신치료는 약물을 중단하고 혼자 힘으로 생활하는 것에 대한 환자의 불안감을 없애는데 도움이 된다. 정신치료는 또한 가끔 재발하는 일부 증상들을 완화하는데도 도움이 된다(그러나 불안처럼 가끔씩 재발하는 과도기적 증상들과 실제 질환의 재발을 혼동하지 말아야 한다).

약물치료 혹은 정신치료의 종결은 어려운 경우가 다반사이고 강력한 전이와 역전이를 가져올 수 있다는 걸 인식해야 한다. 약물치료나 정신치료의 종결, 혹은 두 치료의 동시 종결은 상호동의 하에 그리고 환자와의 협력 하에 이뤄진다. 그러나 때때로 레지던트가 한 가지 치료법 혹은 두 가지 치료법 모두를 일방적으로 끝내야 하는 상황도 있다 (예: 환자의 치료지속 실패, 지속적인 물질남용, 치료비 미지급, 혹은 환자가 평생토록 치료를 요구하는 경우일지도 모른다는 판단을 한 후). Garbbard(2004)는 "자살 충동이나 다른 사람들에 대한 위험이 신중하게 평가된다면 대부분의 곳에서 치료중단은 지극히 합법적이다." 라고 지적한다. 치료종결을 서면으로 통보해야 하고 환자가 미래에 치료를 원하는 때를 대비해 가능한 치료자의 리스트를 알려야 한다 (Gabbard 2004). 재발성이 높은 질환이나 만성질환은 약물치료 지속의 필요성을 강조하는 것은 도움이 된다.

통합치료에서 약물치료와 정신치료의 종결 순서 결정은 협력 혹은 분리치료에서의 결정보다 비교적 쉬운데 그 이유는 통합치료는 당사자가 2명뿐이기 때문이다.

> **역량** : 정신과 레지던트들은 환자와의 치료 종결에 도움이 되는 요소들을 설명할 수 있어야 한다.

약물치료 먼저 종결하기

약물치료 종결에 대한 토론은 대개 약물치료 초기에 시작된다. 이러한 토론은 향정신성 약물 복용에 대한 환자의 불안감에서 시작되는 경우가 빈번하다. 부작용에 대해 질문하는 것 외에 많은 환자가 처음 묻는 말들 중 하나가 “얼마나 오랫동안 이 약물을 복용해야 할까요?”이다. 이 질문에 정신과 의사들은 솔직하게 대답해 주어야 한다. 자신들이 그 답을 알지 못하거나 확신하지 못할 때에도 정직하게 답해야 한다. 치료와 치료 계획 세우기에 대한 초기 토론에서는 항상 각 치료법의 목표들과 각 치료 유형별 가능한 최상의 종결시점을 논의해야 한다.(Beitman et al. 2003) 이 토론은 (가능한 한) 특정적이고 분명해야 한다. 일례로 우울증이 처음 발병한 경우 약물치료 기간을 명확히 말하는 것은 비교적 쉬운 일이다. 환자는 관해(일반 표현으로 증상이 호전되기 시작하는 때)에 도달 후에도 6-9개월 동안 최대용량으로 항우울제를 계속해서 복용하게 될 것을 알고 있어야 한다. 증세가 호전되기 시작할 때부터 약물치료 지속 기간을 계산하는 문제는 중요하다. 완전 관해에 도달하는데 보통 2-3개월 걸린다. 환자는 완전 관해 도달 후 3개월이 지나면 확실히 치료를 중단하기에는 너무 이른 시기이지만 치료 종결을 재촉하기 시작할 수 있다.

질환에 따라 그리고 다양한 요소들에 따라(질환의 만성, 심각성, 재발 여부; 약물에 대한 과거 반응과 지속; 가족력; 스트레스 여부; 기타) 약물치료 기간이 다양하게 제시된다. 많은 경우, 약물 중단은 단순히 "내일부터 약을 드시지 않아도 됩니다,"라고 말하고 바로 실행할 수 있는 간단한 과정이 아니다. 많은 향정신성 약물들은 서서히 복용을 중단해야 한다. 즉 일부 약물은 며칠에 걸쳐서 중단하고 일부는 몇 주에 걸쳐서 중단해야 한다(예: 고용량의 알프라졸람). 다제병용의 일반화로 약물 중단은 꽤 복잡한 일이 되었다. 항우울제, 기분 안정제, 수면제 등을 복용하고 있는 환자의 예를 살펴보자. 가장 먼저 중단해야 할 약물은 무엇인가? 두 번째로 중단해야 할 약물은? 한 번에 하나 이상의 약물을 중단해서는 안 된다. 몇 가지 약물을 중단하는 경우 환자에 따라 그 순서를 달리 해야 하고 약물 중단에 관한 모든 일반적인 제언들은 각 약물에 따라 다르게 적용되어야 한다.

약물치료 종결 초기 계획은 이후 정신치료에 대한 토론 또한 포함해야 한다. 즉 어느 정도의 시차를 두고 정신치료와 약물치료를 중단해야 할 것인가? 하는 것이다. 환자는 약물치료를 종결한다고 해서 반드시 정신치료도 중단되는 것은 아니라는 사실을 분명히 이해해야 한다.(레지던트는 우리가 현재 토론하고 있는 사항이 정신치료를 지속하면서 약물치료 종결이라는 것을 잊지 말아야 한다.) 마지막으로 초기 토론은 약물치료 종결 후 증상 재발과 후속치료 문제들을 포함할 수 있다. 그러나 이러한 문제들은 종결과정 기간 더 빈번히 다뤄질 수 있다.

Beitman 등(2003)을 비롯한 다른 전문가들은 최소한 3-6개월 앞서 치료 종결을 미리 선언할 것을 제안한다. Mischooulon과 동료(2000) 또한 치료 종결 선언을 위해 일반적으로 3-6개월의 기간을 제안한다. 그들은 또한 약물학자들의 긍정적 변화를 위해 몇 가지 제안을 한다. 이러한 제안들은 약물치료 종결을 위해 채택될 수 있다.

이러한 수정된 제안들은 약물치료 종결 후 일시적으로 증상이 악화할 수 있음을 환자에게 통보하는 것, 종결단계에서 환자가 방문할 때마다 치료 종결을 환자에게 상기시키는 것, 환자가 자신의 기분을 말로 표현할 수 있게 하는 것, 레지던트 교체 및 치료 종결을 위한 표준화된 규약 사용 등이다. (Mischoulon et al. 2000)

우리는 약물종결에 대한 토론에서 다음과 같은 임상적 사항들 또한 추가로 다뤄져야 한다고 믿는다.

치료 중단 후 (벤조다이아제핀뿐만 아니라 일부 선택적인 세로

토닌 재흡수 억제제들과 기타 향정신성 약물들) 심리적 금단 증상뿐만 아니라 심리적 증상 가능성. 이러한 증상들의 기간과 (예: 반감기가 긴 벤조다이아제핀은 중단 후 금단증상이 1-2주 후에 나타나지만 알프라졸람의 금단 증상은 중단 직후 바로 나타날 수 있다) 금단증상 관리를 위한 계획 또한 토론에 포함되어야 한다.

일부 약물 중단 기간 동안이나(참고: 항우울제 중단에 관한 미국 식품의약국의 최근 경고) 리튬 중단 후의 자살 충동 증가(예: Tondo et al, 1997)의 가능성.

진료 후 금단증상, 재발증상, 자살 충동을 비롯한 기타 임상 문제들의 관찰 (정신치료를 계속하는 경우 이러한 관찰은 어렵지 않을 것이다). 특이한 증상이 발생하면 환자는 언제든지 가능한 한 빨리 레지던트에게 연락하도록 지시돼야 한다. 일부 레지던트들은 연락수단으로 이메일을 선호할 수 있다(지침, Silk and Yager 2003).

증상을 유발하는 다양한 요인 피하기. 이것은 알코올 · 카페인 · 담배 기피 혹은 제한, 운동, 규칙적이고 충분한 수면 등을 포함하는 건강한 생활 방식의 유지를 의미한다.

환자에게 약물 중단의 문제는 여러 번의 연속적인 정신치료 세션들에서 자유롭게 토론될 수 있다고 안심시키기. 그러나 약물중단의 문제는 계속 실행 중인 정신치료에서 지배적인 문제가 되어서는 안 된다.

레지던트들은 항상 자신들의 임상 및 정신치료 슈퍼바이저들과 종결 계획을 토론해야 한다.

> **역량** : 정신과 레지던트는 약물치료와 정신치료 모두를 제공했을 때 환자와 약물치료를 종결하는 기술과 지식을 보여줄 수 있어야 한다.

정신치료 먼저 종결하기

통합치료에서 약물치료를 지속하면서 정신치료를 먼저 종결하는 것은 약물치료를 먼저 종결하는 것보다 대체로 더 복잡하다. 정신치료는 상호 동의 하에 목표 달성 후 종결될 수 있다.(아마도 장기 정신역동적 치료보다는 인지행동치료, 단기 정신치료, 지지정신치료에서 더 빈번하다.) 통합치료에서 정신치료는 또한 여러 가지 상황적 이유 때문에 종결이 강행되기도 한다. 그러한 상황들로는 1) 환자 혹은 치료사가 정신치료를 지속하는 것이 무가치하다고 느끼는 경우 2) 레지던트 졸업 혹은 로테이션 변화로 말미암은 환자 혹은 의사의 재배치(그러나 이것은 또한 약물치료와의 동시 종결 강행으로 이어진다.) 3) 경제적 이유(진료비를 내는 제3자가 더 이상의 치료 세션에 대한 진료비 지급을 거부하거나 자비로 진료비를 내는 환자가 경제적 여력이 안 되거나 세션의 횟수가 처음부터 미리 정해진 경우) 등이 있다.

약물치료 종결과 마찬가지로 치료와 치료 계획 세우기에 대한 초기 토론에서 항상 다루어야 할 사항들은 정신치료의 목표와 치료 종결의 최적기가 언제인가 하는 것이다(Beitman et al. 2003). 정신치료 종결 기간은 환자 개개인에 따라 달라야 한다. 정신치료 종결 시간이 미리 정해져 있을 수 있다는 (처음부터 동의 하에 세션 횟수가 정해질 수도 있고 혹은 진료비를 내는 제 3자의 강요로 정해질 수도 있다) 사실 때문에 종결이 쉽다거나 신중하게 계획하고 실행하지 않아도 괜찮다고 여겨서는 안 된다. 정신치료 종결은 마지막 정신치료 세션이 끝나기 전 몇 세션에 걸쳐 상의 되어야 한다. 이상적으로는 약물치료에서 3-6개월의 종결기한을 주듯 정신치료도 유사한 기한을 두고 종결해야 한다. 그러나 일부 정신치료법들은(인지행동치료와 단기 정신치료) 치료기간이 짧고 따라서 그렇게 긴 과정을 허용하지 않는다. 미리 종결 날짜가 알려진 강제종결의 경우(예: 레지던트는 자신이 1년 후에 서비스 혹은 수련 프로그램을 마치리라는 것을 알고 있다.) 정신치료 초기에 환자에게 예정 치료 종결 날짜를 알려주도록 일반적으로 권장하고 있다.

정신치료 종결단계 기간 환자의 정신치료 종결 준비를 정기적으로 평가해야 한다. 종결과정에서 자주 많은 전이 문제들이 제기된다. 일부 환자들은 "남아있는 각 세션을 많은 새로운 소재들로 채우고 그동안 꺼려했던 소재들을 열심히 토론하려 할 것이다." (Bender and Messner 2003) 환자는 적대적 혹은 화난 감정을 숨기지 않고 드러낼 수도 있고, 세션에 나오지 않거나 늦으며, 퇴행하거나 심지어 발병할 수도 있다. (Bender and Messner 2003). 많은 수련 프로그램에서 레지던트가 수련을 끝내기 위해 장기간 지속하던 환자의 정신치료를 끝내는 5-6월 즈음에 약물치료가 지속함에도 불구하고 퇴행 혹은 발병하는 환자가 증가한다. 통합치료에서의 특별한 사항은 아마 약물치료 계획을 지키지 않거나 지속하지 않는 위협이 존재한다는 점일 것이다. 정신치료는 환자들이 약물치료와 병용치료를 잘 따르도록 유도하는 작용을 한다고 알려졌다. (예: 우울증, Pampallona et al. 2004) 어떤 이유에서든 정신치료가 종결되고, 여러 이유로(주로 재발의 예방이나 잔류 증상의 약화) 치료 계획에서 약물의 지속적인 복용을 요구할 때, 환자는 약물 복용을 거르거나 중지하겠다고 위협할 수 있다. 정신치료 종결에 관한 토론에서는 약물종결의 위험성을 – 특히 약물을 갑작스럽게 종결 – 토론해야 한다. 그러나 약물치료를 계속하는 것은(독자는 우리가 현재 토론하는 주제가 약물치료는 계속 실행하는 가운데 정신치료 종결이라는 것을 잊지 말아야 한다.) 정신치료를 종결하는데 어느 정도 도움이 될 수 있다. 의사–환자 관계는 완전히 종결되지 않는다. 또한, 약물치료 세션을 어느 정도는 치료적 지지가 되도록 하고, 발병을 예방하거나, 정신치료 종결 후 발병하게 되는 문제를 점검하기 위해 사용할 수도 있다.

종결과정은 또한 여러 가지 역전이 문제들을 유발할 수 있다. (혹은 역전이 문제들 때문에 종결에 이르기도 한다.) 이러한 문제들은 환자가 정신치료를 종결할 준비가 되었는지 신중히 평가하는데 방해가 될 수 있다. Gabbard(2004)는 레지던트들을 비롯한 치료사가 정신치료 종결을 계획하고 실행하는데 영향을 끼칠 수 있는 몇 가지 역전이 문제들을 지적한다. 레지던트들은 정신치료를 과대평가하거나 이상화하여 적절하고 체계적인 계획에 따라

종결을 실행하는 것을 피할 수 있다. 레지던트들은 또한 자신들의 필요 때문에 환자들이 계속 치료를 받게 할 수도 있다. 일부 환자들은 치료사들의 자존감을 향상시키므로 치료 종결을(불가능하지는 않더라도) 어렵게 만들기도 한다. 그러나 환자들이 레지던트들을 자극해 자신들에 대해 경멸, 지루함, 미움, 분노를 느끼게 할 때, 역전이 또한 조기 치료 종결을 유발하는 원인이 될 수 있다(Gabbard 2004). 레지던트는 항상 종결문제를 슈퍼바이저와 논의해야 한다.

정신치료 종결은 또한 경계선을 흐리게 할 수 있다. (Gabbard 2004) 환자들은 더 많은 사적인 질문들을 묻고 싶어 할 수도 있고 선물을 주거나 포옹을 할지도 모른다. 그러나 그러한 문제들은 통합치료에서 약물치료는 지속하면서 정신치료만 종결할 때에는 그렇게 자주 발생하지 않을 수 있다. 그럼에도 불구하고 레지던트들은 이러한 경계선 문제의 가능성을 인식하고 있어야 한다. 선물은 종결에 대한 선의의 상징으로 수락해야 하는가 아니면 거절하고 토론해야 하는가? 포옹은 수락해야 하는가 아니면 거절해야 하는가? 이것은 개인에 따라 슈퍼바이저의 적절한 지도감독 하에 해결되어야 하는 복잡한 문제들이다.

다음 지침에 따라 정신치료 종결을 미리 체계적으로 계획하고 구조화하기를 바란다.

- 정신치료 종결에서, 시간이 제한된 치료는 처음부터, 장기 정신치료는 몇 달 앞서서 환자에게 알리고 계획을 세워야 한다.
- 정신치료 종결에 대한 환자의 기분, 걱정, 전이, 반응 등을 정

기적으로 검사, 토론하고 해결해야 한다. 몇 번의 종결 세션에서 환자가 종결에 대한 자신의 심정을 말로 표현하도록 적극적으로 지지해야 한다.

- 일부 경우에 환자들에게 간헐적으로 몇 번 정신치료를 시행하는데 이것은 약물치료 세션들 중간에 정신치료 종결 세션들이 필요하기 때문이다. 약물치료를 지속하면서 정신치료는 이런 식으로 서서히 종결할 수 있다. (예: 일주일에 한 번에서 한 달에 한 번, 그리고 몇 개월에 한 번.. 종결)
- 발병 우려, 행동화, 증상재발, 자살 충동 발생 등을 주의 깊게 살펴봐야 한다.
- 종결 기간 여러 증상이나 발병의 관리를 위해 종종 약물이 조절되거나 추가될 수 있다.
- 원래 처방된 치료 계획 지속을(예: 약물치료 지속) 위한 더 많은 관심이 권장된다.
- 환자에게 의사-환자의 관계가 종결되지 않았으며 계속 실행 중인 약물치료 세션에서 일부 정신치료 관련 문제를 제기할 수 있다고 환자를 안심시켜야 한다. 그러나 이 때문에 전 종결 과정이 방해를 받거나 환자가 은근히 정신치료를 다시 재개하는 일이 없도록 신중을 기해야 한다. 저년차 레지던트들은 약물관리 진료 중에 정신치료를 계속하는 경향이 있다.
- 약물치료의 종결 기간에서와 마찬가지로 환자들은 정신치료 종결 기간에도 감정대립과 같은 스트레스 유발요인을 피하는 것이 도움 될 수 있음을 환자에게 알려줘야 한다.

- 레지던트는 정신치료의 종결 기간 경계 침범의 가능성 증대를 인식하고 있어야 한다.
- 레지던트는 항상 적절히 그리고 자주 슈퍼바이저의 도움을 청해서 모든 치료 종결 문제를 해결해야 한다.

> **역량** : 정신과 레지던트는 환자에게 약물치료와 정신치료 모두를 제공했을 때 정신치료를 종결하는 기술과 지식을 보여줄 수 있어야 한다.

종결에 대한 마지막 정리 : 예전의 견해와는 반대로 종결은 반드시 영원한 끝을 의미하지는 않는다. Bender, Messner(2003)는 "정신치료의 종결을 치료의 끝으로 여기는 것이 중요하지만, 이것이 미래에 더 이상의 (치료를 위한) 만남이 없음을 의미하는 것은 아니다" 라고 지적한다. 많은 정신과 의사들과 치료사들은 자신의 환자들에게 이후 병이 심해지거나 재발했을 때 자신들에게 전화하도록 확실히 지시해야 한다.

정신치료와 약물치료 동시종결

일상적으로 행해지는 진료에서 통합치료의 정신치료와 약물치료 동시 종결은 대체로 드물다. 그러나 약물치료와 정신치료의 동시종결은 레지던트 수련 프로그램에서, 레지던트들이 졸업하거나 서비스를 바꾸기 전 자신들이 맡은 치료를 종결하는 과정에서 꽤 자주 발생한다. 대체로 이것은 본 장에서 지금까지 논의했던 치료 혹은 치료법의 진정한 종결은 아니지만, 의사-환자 관계의 종결을 의미하며 다른 레지던트로의 교체과정이다. 이러한 과정은 꽤 성가시고 귀찮고 어렵다.

동시 종결은 정신치료 혹은 약물치료의 종결 때와 유사한 감정을 유발한다. 환자들은 화를 내고 참담해하고 버려졌다고 느낄지 모른다. 일부 환자들에게 이것은 수련 프로그램에서 치료를 받는 동안 여러 번 경험하게 되는 데자뷔이다.

다른 레지던트로의 교체과정은 신중하게 계획되어야 하고, 그러한 계획은 몇 달 (3~6달) 앞서 시작되어야 한다. 그러한 계획은 본 장에서 논의된 정신치료 종결에 관한 모든 문제를 포함한다. 게다가 새로운 레지던트와 일찍 만나는 게 도움이 될 수 있다. (Mischoulon et al. 2000) 떠나는 레지던트는 새로운 의사의 이점, 예를 들면 신선한 외모나 새로운 아이디어 등을 강조할 수 있다. 떠나는 레지던트 또한 레지던트 교체시기에 환자에게 몇 번의 전화 세션을 예약해서 제공하고 (Bender, Messner 2003) 위기 상황 시 전화나 이메일을 통해 연락할 수 있도록 해야 한다. 그러나 이러한 연락에 대해서는 처음부터 경계선과 규칙을 정해야 한다. 지원인력은 이러한 레지던트 교체 과정에 도움이 된다. 선량하고 환자에 공감을 표하는 지원인력들은 매년 교체되는 레지던트들과 대조를 이루어 영원성을 상징할 수 있고 따라서 레지던트의 원만한 교체에 도움을 준다.

이러한 교체과정의 원칙은 수련 프로그램 내에만 적용되는 것이 아니라 임상진료에서 상호동의 하에 계획된 모든 환자의 의뢰에도 적용된다. 떠나는 정신과 의사들은(은퇴, 재배치, 질병, 혹은 다른 이유로 때문에) 환자에게 의뢰서를 제공하고 수련 프로그램 내에서 논의된 의뢰의 규칙들과 유사한 규칙들의 적용을 받아야 한다. 이러한 권고사항들은 환자의 재배치에 따른 치료 종결에서도 유사하게 적용된다.

약물치료와 정신치료의 (드문) 동시 종결을 위해서는 약물치료와 정신치료의 종결 권고사항들을 결합해야 한다. 하지만, 동시종결로 생길 수 있는 많은 곤란한 문제들과 어려움 때문에 실제적인 동시 종결은 권하고 싶지 않다. 대신에 우리는 통합치료에서 약물치료나 정신치료 중 어떤 것을 먼저 종결하든 순차 종결을 권한다. 이미 지적했듯이 종결순서는 환자에 따라 달라야 하며 또한 많은 임상적, 개인적, 경제적 요소들에 의해서도 달라져야 한다.

치료사 교체나 진정한 의미의 동시 종결의 경우, 종결 후 정신과 의사-환자 경계선 문제들을 해결해야 한다 (Malmquist and Notman 2001). 종결 후는 경계선 침범의 가능성이 증대하는 시기로 의사 환자 간에 부적절한 선물 수락에서부터 감정적 혹은 성적 관계가 이루어질 수 있다. 부적절한 치료 후 경계선들(기본적으로 치료 기간 존재하는 경계들과 같은)에 대한 토론은 항상 종결 계획에 포함되어야 한다.

역량 : 정신과 레지던트는 약물치료와 정치치료 모두를 제공했을 때 환자에게 약물치료와 정신치료를 동시 종결 하는 기술과 지식을 보여줄 수 있어야 한다.

모든 치료에서 종결은 치료 과정의 중요한 한 부분이다. 종결의 적절한 계획과 실행은 항상 적절하고 유능한 치료의 일부분이 되어야 한다.

제 2 부

분리 치료

6장

분리치료에서 약물, 정신치료, 임상의의 선택

레지던트가 환자에게 분리치료를 제공하는 여러 가지 다양한 방법이 있다. 다음은 그러한 몇 가지 상황들이다.

A. 레지던트가 정신과적 평가를 위해 환자를 진료한다. 평가 과정에서 레지던트는 환자가 정신치료를 위해 다른 임상가(대개 사회 복지사나 임상심리사)의 진료를 받는 것이 최선일지 그리고 레지던트가 치료 관련 약물 및 의학적 문제들의 해결을 위해 환자를 진료해야 할지 결정한다.

B. 환자가 레지던트에게 자신이 이미 치료사로부터 치료를 받고 있으며, 약물치료를 위해 의뢰되었다고 밝힌다. 레지던트는 환자가 약물치료가 필요하다고 생각되면 향정신성 약물 및 기타 관련 의학적 치료를 제공할 것이다.

C. 환자가 이미 치료사로부터 진료를 받고 있다. 일차 진료의 혹은 다른 의사가 환자에게 향정신성 약물을 제공해왔지만, 환자

의 상태는 호전되지 않았고 따라서 의사는 환자를 클리닉/레지던트에게 보내 추가적인 전문 평가와 치료를 받게 한다.

D. 환자가 한 레지던트로부터 정신치료와 약물치료의 통합치료를 받고 있지만, 통합치료의 정신치료가 곧 끝날 예정이고(환자와 레지던트는 정신치료가 이제는 필요치 않다는데 동의한다; 보험혜택이 변경되었다; 환자가 더이상 치료사와 레지던트 모두에게서 진료를 받을 경제적 여력이 안 된다; 환자가 이제는 정신치료를 받지 않기로 했다, 기타 등등) 따라서 환자는 약물 및 의학적 관리를 위해 그 레지던트로부터 계속 진료를 받는다.

위에 제시한 모든 상황에서 레지던트와 슈퍼바이저는 환자를 위한 적합한 치료를 선택하는 데 있어 다음과 같은 특정 사항들을 결정해야 한다 : 레지던트가 제공할 역량이 되는 치료법; 약물과 정신치료의 병용시기와 두 치료법의 시작 순서; 환자에게 필요한 특정 유형의 정신치료에 기초하여 레지던트가 환자를 의뢰할 수 있는 대상.

위에 제시한 문제와 임무들은 심지어 베테랑 임상가에게도 몹시 어려운 일들이다. 레지던트는 진단 및 치료계획을 세우고 치료계획의 장점과 단점, 계획실행의 장애물들을 평가하고 치료 접근성을 분명하게 하면서 한 차례의 평가 동안 이러한 사항들을 결정해야 하는 경우가 빈번하다.

본 장에서 우리는 위에 제시된 여러 시나리오 중에서 레지던트가 고려해야 하는 일부 특정 사항들을 중점적으로 살펴본 후 이러한 상황들이 아주 유동적이어서 아주 다양한 요인들에 의해 쉽사리 바뀔 수 있다는 것을 알게 되었다. 이러한 과정은 특히 환자, 레지던트, 일차 의료를 제공하는 또 다른 임상가 등 3명이 관련된 삼각관계이기 때문에 아주 복잡하고 어렵다.

시나리오 A

이 상황에서 레지던트는 평가에 기반을 둬서 약물치료를 지속하며 환자를 다른 의사에게 의뢰하여 정신치료를 받게 하는 결정을 내린다. 레지던트가 환자에게 이러한 권고를 하게 된 요인들은 무엇일까?

환자의 진료관련 이력이 꽤 중요하다. 환자는 의사에게 과거에 이러한 유형의 분리치료를 했었고 효과가 좋았다고 말할 수 있다. 레지던트는 환자가 예전 치료자에게 돌아가지 않은 이유를 궁금해할 수 있다. 환자가 이사했을 수도 있고 예전 치료자가 더는 진료를 하지 않을 수도 있다. 혹은 환자가 예전 치료자에게 치료를 받는 것을 불편해할 수도 있고 환자의 보험 유형의 변경되었을 수도 있다. 환자가 새로운 임상가에게 진료를 받고자 하는 이유를 파악하기 위해 이러한 요인들을 밝혀야 한다.

레지던트는 환자를 자주 진료하는 것이 환자에게 도움이 된다고 생각할 수도 있다. 하지만, 레지던트의 일정 상 환자를 자주 진료하는 것은 어렵다. 일례로 환자가 새로운 직장 등 많은 스트레스를 동반한 경한 재발성 우울증을 진단받았을 수도 있다. 레지던트는 약물치료가 효과적일 것이라고 결정하겠지만, 지지요법 또한 도움이 될 수 있다.

환자가 같은 치료사로부터 2년 이상 진료를 받는 것은 환자에게 도움이 된다. 따라서 레지던트가 곧 졸업을 하거나 다른 병원으로 옮기게 된다면 환자는 가능한 한 장기간에 걸쳐 치료를 제공해 줄 수 있는 치료자에게 진료를 받는 것이 도움이 된다.

환자는 자신이 정신치료를 원하는지 확신하지 못하므로 정신치료를 정기적으로 충실히 받을지도 확신하지 못하겠다고 말할 수 있다. 이러한 상황에서 레지던트는 환자에게 확실히 약물처방을 하고 환자가 다른 치료사로부터 진료를 받도록 권유하려 할 수도 있다. 또는 환자가 대학 혹은 병원으로부터 멀리 살면서 의학적 진료를 받으러 오기를 원하지만, 정신치료에 대해서는 확신하지 못할 수도 있다.

> **역량** : 정신과 레지던트는 어떤 상황에서 분리치료가 환자에게 가장 적절한지를 결정하고 이러한 사항들을 환자에게 전할 수 있어야 한다.

시나리오 B

환자는 약물치료를 위해 환자를 의뢰한 치료사와 강한 유대관계를 형성한다. 따라서 치료사로부터 환자를 의뢰한 이유를 직접 듣는 것이 중요하다. 환자가 약물치료의 필요성을 인식했을 수도 있고 혹은 치료사가 치료의 막다른 골목에 이르러서도 환자가 더이상 호전되지 않자 약물을 적절한 해결책으로 제안했을 수도 있다. 가능하면 환자를 평가하기 전에 레지던트가 의뢰한 치료사와 대화하여 의뢰 이유와 치료사가 기대하는 바를 파악하는 것이 아주 중요하다.

레지던트는 평가를 통해 환자가 무엇을 기대하는지 알아내야 한다. 환자가 알약이 처방되리라고 기대하는가? 만약 그렇지 않다면 그것은 무슨 의미인가? 레지던트는 정신과적 평가를 완벽히 수행하되 진단, 개인력, 혹은 치료에 대한 어떤 가정도 하지 말아야 한다. 레지던트가 의뢰한 치료사와 환자에 대해 토론을 했다고 해도 평가는 항상 처음 실행되는 것처럼 실행되어야 한다. 효과적인 평가를 위해 레지던트가 환자에게서 들은 이야기는 다음 요소들을 포함하고 있어야 한다 : 현병력, 정신과와 내과적 병력, 가족력, 사회력, 전신진찰, 정신상태, 진단적 평가 등.

레지던트는 환자, 의뢰 치료사, 그리고 그 외 사람들이 – 환자 가족들과 친구들 – 환자가 정신과적 평가를 받는 이유에 대해 기대하는 바를 파악해야 한다. 레지던트는 치료계획과 행동방향을 결정하기 전에 환자의 가정의나 다른 의료 전문의와 이야기하고, 혈액 검사결과들이나 최근 정신과 혹은 입원환자 의료 기록이나 기타 정보들을 입수해야 한다. 레지던트가 행동방향을 결정하기 전, 특히 혜택이나 세션 이용에 대한 결정을 할 때, 의뢰 치료사에게 진단과 치료 계획에 대해 알려야 할 수도 있다.

어떤 상황에서 레지던트는 일정 기간 동안 정신치료와 약물치료를 모두 받는 것이 도움될 지, 그리고 상황이 정돈되고 좀 더 안정되면 환자가 자신의 예전 치료사에게 되돌아가야 할지 결정해야 할 수도 있다. 레지던트는 환자와 환자를 의뢰한 치료사의 전이, 역전이 문제들에 상당한 관심을 기울이면서 이러한 결정을 신중하게 해야 한다. 레지던트는 또한 이러한 유형의 결정을 내리게 된 이유에 대해 확신이 있어야 한다.

> **역량** : 정신과 레지던트는 분리치료에서 자신의 역할을 결정하고 환자, 의료기록, 의뢰 치료사, 다른 임상가들, 가족들, 그리고 기타 정보 출처들로부터 적절한 정보를 얻을 수 있는 능력을 보여줄 수 있어야 한다.

시나리오 C

본 시나리오에서 환자는 이미 다른 의사로부터 약물학적 치료를 받았지만, 상태가 호전되지 않았다. 따라서 환자(그리고 의뢰 의사와 치료사)는 레지던트가 보여줄 성과에 대해 어떤 기대를 하게 된다. 처음에 레지던트는 의뢰 의사 혹은 치료사와의 대화를 통해 환자에게 시도했던 약물학적 치료와 정신치료 유형, 약물과 정신치료의 제공순서, 증상 개선, 기타 의학적 사항들과 약물 등에 대해 더 잘 이해하도록 해야 한다. 의뢰 의사로부터 받은 약물처방일지(복용량, 증상, 재복용)를 비롯한 기타 서면 문서들은 중요하다. 이러한 문서들은 레지던트가 다음과 같은 사항들을 검토하는 데 도움이 된다 : 약물치료는 얼마나 오래 갔는가; 환자는 치료계획을 끝까지 지속했는가; 얼마나 자주 약물을 교체하거나 병용했는가; 환자는 얼마나 자주 진료를 받았는가; 방문, 전화, 기타 방법들을 동원하여 약물을 모니터했는가, 기타 등등.

레지던트는 환자와 모든 약물을 검토하면서 증상변화, 상태를 악화 혹은 호전시킨 요인들과 환자의 약물 사용에 영향을 끼쳤을지도 모르는 다른 요인들을 다시 한 번 살펴봐야 한다. 때때로 환자의 승낙 하에 환자의 가족들을 부분적으로 세션에 참여시켜 약을 복용할 때 환자가 보이는 증상들에 대한 그들의 평가를 검토하는 것 또한 도움이 된다. 환자의 가족들은 종종 약물들에 관한 여러 사항을 다르게 인식할 것이다. 가족의 참여는 또한 환자의 가족들이 환자의 향정신성 약물에 대해 어떻게 생각하며 그러한 약물이 환자에게 어떤 영향을 끼친다고 생각하는지 들을 기회가 된다.

레지던트는 의뢰 의사, 치료사, 환자, 환자의 가족들로부터 정보를 곧 입수할 수 있겠지만 서둘러서 첫 번째 혹은 두 번째 세션에서 처방을 내리겠다는 생각은 하지 말아야 한다. 본 시나리오에서 환자는 환자 자신이나 가족, 의사 혹은 치료사가 기대했던 것만큼 회복하지 못했기 때문에 가능한 한 신중해야 한다.

본 시나리오에서 레지던트가 질문해야 하는 중요한 문제는 의뢰 의사와 치료사가 환자치료의 근거로 사용했던 진단명이 정확했는지 여부다. 정확하다고 판단되었던 진단들이 좀 더 자세한 검토 과정을 거치면서 잘못된 것으로 드러나는 경우가 빈번하다. 때때로 물질사용의 문제가 새로이 드러나기도 한다. 축 I 진단에 영향을 끼치고 있을 수도 있는 인격장애가 새롭게 밝혀지기도 한다. 환자에게 새로운 내과적 질환이 발병했을 수도 있고 환자가 자신의 정신과적 증상 발병에 부정적으로 영향을 끼칠 수 있는 새 약물이나 처방 없이 구매 가능한 약물 혹은 대체 약물을 복용했을 수도 있다. 또는 환자가 의뢰 의사 혹은 치료사의 관심을 끌 거라고 예상하지 못했던 현재 증상들과 확실히 관련 있는 스트레스 인자들이나 압력들 혹은 인간관계나 재정적 어려움이 새로이 생겼을 수도 있다.

> **역량** : 정신과 레지던트는 사례를 잠재적으로 재구성할 수 있는 능력을 개발해야 한다.

시나리오 D

본 시나리오에서는 레지던트와 환자 관계에 상당한 변화가 생긴다. 일단 변화가 생기면 그러한 변화를 되돌리는 것은 거의 불가능하다. 따라서 변화는 환자와 레지던트(더 바란다면 레지던트의 슈퍼바이저까지) 양측의 신중한 계획과 동의 하에 이루어져야 한다.

변화의 이유와 먼저 변화를 시작한 사람이 누구인지 확실히 밝혀야 한다. 정신치료 부분의 종결이 재정적 요인 때문이었다면 환자가 그러한 문제를 인정하고 재정상태가 향상되었을 때 정신치료를 재개할 수 있는 문을 열어두어야 한다. 이 상황에서 환자는 같은 목표 달성을 위해 정신치료를 약물 세션에 포함할 수 없다는 것을 이해해야 한다. 환자는 이에 실망할 수 있으며 치료를 시작한 지 얼마 안 되어 세션이 종결되었을 때, 그리고 더는 일상적인 사항들을 토론하지 못해 치료상의 진전이 이루어지지 않게 되었을 때 마음이 상할 수도 있다. 환자와 의사 모두 그러한 상황에 절망하고 화를 낼 수 있다. 그러나 그들은 자신들이 왜 그런 기분을 느끼는지 이해하지 못할 수 있다.

레지던트와 환자 관계 변화의 시발점이 된 이가 환자라면 그 이유를 신중하게 검토해서 이해해야 한다. 환자가 자신의 질환이 호전되고 있지 않으며 레지던트가 도움이 안 된다고 느끼고 있는가? 레지던트가 더이상 치료에 노력을 쏟고 싶어 하지 않는가? 레지던트가 곧 떠날 것을(예: 졸업) 우려하여 환자와의 관계 형성에 너무 많은 노력을 기울이지 않으려 하는가? 환자가 정신치료의 특정 측면에 대해 부끄럽게 여기는가? 환자가 특정 이유 때문에 레지던트를 이제는 신뢰하지 않는가? 세션 중에 레지던트가 환자의 기분을 상하게 하는 행동이나 말을 했는가? 환자가 자신을 더 잘 이해할 수 있게 된 것이 가정에 변화를 가져오고 가족을 불안정하게 하고 있는가? 이러한 모든 잠재적인 문제들을 파악하고 토론하여 레지던트와 환자에게 그러한 문제들을 해결할 기회를 제공하는 것이 중요하다.

레지던트와 환자는 치료 효과가 소멸되거나 상태가 악화하기 시작하면, 그리고 레지던트가 정신치료를 재개해야 한다고 생각하면 어떻게 할지 생각해봐야 한다. 정신치료를 종결하기 전에 이러한 문제를 토론하여 그러한 상황에 대비해서 계획을 세워둬야 한다.

약물이 환자의 모든 문제를 해결한 것처럼 보이지만 레지던트의 적절한 정신치료가 없었다면 약물이 성공하지 못했을 것이라는 의견에 대해서도 토론해야 한다. 때때로 환자는 꽤 정당하고 타당할지 모르는 치료에 대한 특정 원인과 결과들을 이야기하지만 성공적인 결과에 가장 가까웠던 것이 무엇인지 확실히 아는 것은 불가능하다. 약물들은 과대평가되고 이상화될 수 있는데 정신치료를 더이상 하지 않게 되었을 때 치료에 이바지한 것이 약물만이 아니라는 점이 분명해진다. 정신치료와 약물치료의 역할에 대한 교육을 해야 한다. 하지만, 이러한 교육은 환자의 신념체계에 역행하는 것일 수 있다.

> **역량** : 정신과 레지던트는 정신치료와 약물치료가 모두 제공될 때 정신치료를 종결하는 최상의 방법을 보여주어야 한다.

결론

정신과 레지던트에게 있어 분리치료에 참여하는 것은 일반적으로 복잡하고 어려운 일이다. 레지던트는 환자에 대해 걱정해야 할 뿐만 아니라 다른 임상가들에 대해서도 – 그들이 행동과 사고 그리고 그들과 환자의 과거와 현재 관계 – 고려해야 한다. 레지던트는 모든 관련자로부터 환자의 개인력을 비롯한 기타 정보들을 훨씬 더 많이 수집해야 한다. 이를 위해서는 완벽성과 방향감각과 인내력이 꽤 많이 필요하다. 레지던트는 이전 치료자들이 환자의 질환을 적절히 치료하지 못한 것처럼 보이지 않게 하면서, 전문가로서 현재까지 해결되지 못한 환자의 문제를 해결하고 환자의 질환을 더 깊게 이해하도록 요청 받는다. 레지던트는 환자와 함께하며 정교한 균형을 유지해야 하는데 경험이 아주 많은 임상가도 이러한 팽팽한 줄 위를 걷기 어렵다. 레지던트들이 갖추어야 하는 역량은 레지던트에게 제시된 꽤 변화무쌍한 시나리오들과 관련 있다. 환자는 이러한 문제들이나 요인들이 복잡해져 있는 경우가 흔하므로 레지던트는 상황을 장기적으로 바라보고 서둘러서 결론을 내리지 않도록 해야 한다. 분리치료에서 지도감독은 성공적인 환자치료의 열쇠이지만, 레지던트에게는 이러한 유형의 치료를 받고 있는 그러한 환자들이 너무 많이 있다. 그럼에도, 레지던트가 훌륭한 지도감독을 받는 것은 중요하며, 특히 일부 복잡하고 어려운 사례일수록 더욱 그렇다.

7장

분리치료에서 평가와 시작

본 장에서 우리는 정신과 의사가 제공하는 약물치료 과정의 초기 평가와 시작을 다음 두 가지 유형의 사례들과 함께 검토할 것이다. 1) 비의료인 치료사에게서 계속 치료를 받으면서 약물치료를 위해 정신과 의사에게 의뢰된 경우 2) 다른 정신과 의사가 약물치료를 계속하고 있으나 여러 이유로 인해(시간적 제약; 경제적 이유, 예: 제 3의 진료비 지불자가 정신과 의사의 정신치료에 대해서는 비용을 내지 않음; 특정 분야, 특정 집단 대한 전문기술 부족, 지리적 제약, 기타 등등) 정신치료가 필요하다고 판단하여 정신과 의사에게 의뢰된 경우. 우리는 각각 이러한 상황에서의 초기 평가와 관련된 역량들을 다룰 것이다. 물론 많은 다른 조합도 있을 수 있겠지만 우리는 이 두 가지가 레지던트들이 반드시 알아야 하는 주요 상황이라고 생각한다.

독자는 본 장이 3장 "통합치료에서 평가와 시작"의 여러 부분을 그대로 이용했다는 점을 알고 있어야 한다. 통합치료와 분리치료의 초기 평가들은 많은 유사점을 가지고 있지만, 또한 살펴보아야 할 세부적인 차이점들도 존재한다. 다시 요약하면 분리치료는 종종 협력치료라고 불리지만 일부 필자들은 분리치료가 반드시 협력적으로 이루어지는 것은 아니며, 이것은 정신과 의사나 일차 진료의가 반드시 비의료인 치료사와 "협력"하지는 않는다는 것을 알 수 있다고 주장한다. 이에 대해 우리는 모든 치료는 협력적으로 이루어져야 하며, 정신과 혹은 다른 과 의사들이 비의료인 치료사와 협력하지 않는다면 최적의 분리치료를 할 수 없다고 생각한다.

초기평가

파트 I "통합치료"에서 지적했듯이 환자에 대한 초기 평가의 시작은 환자와의 첫 접촉에서 시작된다. 이러한 첫 접촉은 관리 의료의 매개자, 정보를 수집하는 간호사 혹은 접수원과의 전화 통화를 통해 이루어진다. 첫 진료를 받기 전, 환자는 많은 일을 통해 임상의에 대한 여러 생각을 하게 되고 임상의와의 동맹관계를 발전시킬(혹은 발전시키지 않을) 준비를 한다.

초기 평가에서는 주로 정신과 의사가 진단 및 치료 계획의 결정과 – 이 경우에는 대체로 약물치료 – 관련 있다고 생각하는 자료 수집이 이루어진다. 초기 평가에서 치료적 동맹이 형성된다는 것 또한 잊지 말아야 한다.

약물치료의 의뢰는 비의료인 치료사가 자신이 알고 있는 정신과 의사에게 환자를 의뢰하면서 시작될 수 있는데 이 경우 치료사와 정신과 의사의 긴밀한 협력 하에 치료가 이루어질 수 있다.(바람직한 상황 – 진정한 의미의 협력치료) 이러한 상황은 레지던트들이 비의료인 치료사 교수진들, 지도위원들, 혹은 훈련생들(예: 임상 심리사들, 사회 복지사들, 심리학 인턴들)로부터 약물치료 의뢰를 받는 레지던트 수련 프로그램에서 빈번하게 발생한다.

그러나 레지던트가 전혀 알지 못하는 비의료인 치료사나 환자 자신이 레지던트에게 직접 초기 평가와 그 이후의 약물치료를 요청할 수도 있다. 우리가 강조하고 싶은 것은 치료를 의뢰한 사람의 신분이나 치료가 이루어진 상황에 관계없이 초기 평가는 항상 같게 아주 철저하고 자세히 진행되어야 한다는 점이다. 의뢰자로부터 이미 입수하여 레지던트에게 제공된 정보라고 해서 평가에서 배제되어서는 안 된다. 의뢰자에게서 얻은 정보는 검사 및 환자와의 확인과정을 거쳐야 한다. 다른 사람들의 정보 해석을 그대로 받아들였다가 나중에 잘못된 결과에 이르게 되는 경우가 종종 있다. 새로 수집한 정보들을 이용하여 임상 자료들을 재해석하는 것은 약물치료 계획에 아주 유용한 도움이 되며 종종 필수적인 과정이 되기도 한다.

우리는 종종 아주 구체적인 요구, 예를 들면 "선택적 세로토닌 재흡수 억제제의 사용을 위해 환자를 평가해 주십시오." 같은 약물치료 의뢰서를 접한다. 이러한 요청들은 신중하게 검토되고 평가되어야 한다. 치료사가 아닌 사람의 요청을 받았을 때 우리는 환자와 토론을 거쳐 환자가 그러한 요청을 이해하고 또 동의하는지를 분명히 해야 한다. 또한, 요청을 한다고 무조건 되지는 않는다는 것을 확실히 해야 한다. 레지던트는 약물치료 시작의 결정과 특정 약물치료 선택은 초기 평가와 혈액 검사를 비롯한 기타 평가들에 기초해서 결정된다는 점을 환자들에게 확실히 인식시켜야 한다. 레지던트는 또한 약물치료에 대한 결정은 자신의 전문지식과 전문가적 의견에 기초하여 환자들에게 최고이익이 되도록 실행될 것이라는 점을 환자에게 설명해야 한다. 따라서 레지던트의 임무 중에는 약물치료 유형과 약물치료 형태에(예: 비의료인 치료사는 환자에게 자신의 다른 환자들은 모두 특정 약물을 사용하여 질환이 호전되었지만, 환자의 증상은 다른 효능 혹은 내성이 있는 약물이 필요하다고 제안할 수도 있다) 대한 일부 반대나 선입견 극복이 포함될 수도 있다. 초기 평가에서는 또한 환자가 레지던트로부터 치료를 받는 것에 대한 부정적인 문제들을 가졌는지 결정하고 그 환자 치료와 관련하여 레지던트에게 어떤 유형의 지도감독이 이루어질지에 대한 검토가 이루어진다. 초기 평가 중에 혹은 평가 전에 첫 세션(혹은 처음 2-3세션)에서 평가가 이루어질 것이고 평가 이후에야 약물치료에 대한 결정을 내리게 될 것이라는 점을 환자 혹은 의뢰 치료사에게 분명히 밝혀야 한다. 또한, 오해와 부적절한 기대들을 피하려면 레지던트는 환자와 치료사에게 초기 평가의 지속시간에 대해서도 알려주어야 한다(일부 치료사들은 환자에게 레지던트들이 초기평가에 소비하는 시간은 겨우 2~3분 정도일 것이라고 말할 수 있다).

Bender와 Messner(2003)은 첫 세션을 상담과 평가로 구조화하는 게 중요한 이점이 될 수 있다고 주장한다. 환자와 정신과 의사 모두 자신들이 서로 궁합이 잘 맞는지 그리고 서로에게 편안함을 느끼는지 평가할 수 있다. 양측에게는 "지속해야 한다는 의무감 없이 첫 만남을 소개를 위한 세션 정도로 여길 수 있는 자유"가 주어진다(Bender, Messner 2003, p. 17). 첫 접촉을 상담으로 구조화하는 것은 아마 외래환자 진료에서 훨씬 더 쉬울 것이다. 처음 한 번의 세션(때로는 여러 횟수)을 의뢰/평가로 개념화하는 것은 소아 혹은 청소년 치료를 시작하는 때도 아주 유용할 수 있다. 부모의 한 쪽이나 양쪽을 비롯한 다른 사람들도 세션에 참여할 수 있지만, 그렇게 되면 좋은 궁합이 되는 것은 더 어려워지게 된다.

초기 평가를 상담으로 개념화하면 또한 초기 평가의 실재를 더 잘 반영할 수 있게 된다. 의료인이 아닌 치료사들은 대부분 약물치료를 위해 환자를 의뢰하지만 사실 의뢰의 일차적인 질문은 상담과 관련된 것으로 "약물치료가 필요합니까, 약물치료가 필요한 경우에 한해서만 약물치료를 시작하고 처방해주시겠습니까?"이다. 약물치료가 실제로 필요한지에 대한 문제는 항상 신중하게 고려되어야 한다. 비의료인 치료사들은 때때로 여러 이유 때문에 오직 정신치료만을 고수하거나 정신치료 이외의 다른 것들은 알지 못할 수도 있다. 그들은 마지막 순간에 이르러서야 약물치료를 위해 환자를 의뢰하지만 그때에는 약물치료 또한 해결책이 되지 못할 수도 있다. 역전이 또한 치료사가 다른 의견이나 약물치료 상담을 의뢰하는데 주요한 역할을 한다. 따라서 레지던트는 신중하게 초기 평가를 한 후 약물치료 지시를 내리지 않기로 했을 때는 환자 혹은 치료사의 요구에도 약물치료를 하지 말아야 한다. 때때로 비의료인 치료사와 토론하면서 통해 다른 치료법이나 다른 정신치료를 제안하는 것이 더 적절할 수 있다.

> **역량** : 정신과 레지던트는 약물치료 상담을 요청하는 다양한 역동적, 생물학적 이유를 이해할 수 있어야 하며 또한 적절한 정보들을 수집하고 그러한 정보에 근거한 진단 및 치료계획을 세울 수 있어야 한다.

두 상황에서 – 의뢰된 환자 혹은 처음 진료를 받고 정신치료를 위해 비의료인 치료사에게 의뢰될 환자 – 평가의 첫 단계는 정확한 진단을 내리는 것이다. 진단이 치료 결정에 중요한 요소인 것은 분명하지만 유일한 요소가 아니라는 점을 강조해야 한다. 진단명은 개인에 관해서 그리고 치료 계획에서의 개인의 요구와 특정사항에 대해서 많은 정보를 제공하지는 않는다. 진단명 이외에 치료를 결정하는데 중요한 요소들로는 치료에 대한 환자의 과거 반응, 증상들 (예: 수면장애, 자살 충동), 협력이나 저항, 가족력, 지지체계, 병력, 다른 약물치료, 과거 치료 경험, 가치와 신념, 치료 계획에 상당한 영향을 끼치는 의사의 기술 등이 있다. 따라서 치료에 대한 결정을 하는데 도움을 주기 위해 첫 세션(세션들)에서 모든 이러한 여러 요인에 관한 정보를 수집해야 한다. 이러한 정보들의 상당 부분이 비의료인 치료사 혹은 일차 진료의가 환자 평가를 의뢰했을 때 그들의 의뢰서 혹은 초기 평가에 포함될 수 있고 또한 포함되어야 한다. 그럼에도, 우리는 이러한 정보들을 확인 및 규명하는 과정을 반드시 거쳐야 한다.

첫 접촉 : 기술적인 언급 및 서문

정신과 의사와 환자의 첫 접촉은 일반적으로 대기실에서 시작된다. 환자분류 후 진료예약을 거쳐 병원에 온 환자는 다양한 기대 속에 한껏 부풀어서 병원을 방문한다. 환자는 레지던트에 대한 여러 가지 선입견이나 비현실적인 기대를 하고 있을 수도 한다. 일례로 환자의 치료 결과가 다소 성공적이지 못하여 치료사가 환자를 의뢰했을 수도 있고 혹은 환자가 치료 과정 중에 약간의 부정적인 전이감정을 느꼈을 수도 있다.(예:"일차 진료의들은 차갑고, 환자에게 무관심하며 약이나 먹으라고 밀어낸다.")

첫인상은 꽤 중요하다. 환자는 아마 여러 가지를 궁금해할 것이다. "이 의사는 누구일까?", "이 의사가 무슨 질문을 할까?", "우리가 잘 해 나갈 수 있을까?" 환자는 아마 대기실에서 기다리는 게 조금 불편하고 자신이 정신과 치료를 받는 것을 아는 사람이 없기를 바랄 것이다. 요즘 시대에는 비밀 보장이 점점 더 어려워지고 있기 때문에 정신과 의사는 환자의 신원이 보장된다는 점을 확실히 해야 한다. 따라서 대기실에서 환자의 성을 말하는 것은 환자의 신원을 노출하기 때문에 문제가 될 수 있다. 정신과 환자는 성을 붙이지 않고 이름으로 환자들을 호칭할 수 있지만, 일부 환자들, 특히 중장년 환자들에게는 그러한 호칭이 적절치 않을 수 있다. 따라서 많은 전문가 정신과 의사가 대기 중인 환자를 확인하고 환자에게 다가가 자신에게 진료를 받으려고 기다리고 있는지 물은 후에 그 환자를 자신의 진료실로 안내하라고 조언한다.

정신과 레지던트에게 있어 분리치료의 가장 어려운 점 중 하나는 누가 환자에 대한 실질적인 책임을 지는가 하는 것이다. 정답은 환자의 담당의이다. 그러나 환자가 치료사와 오랜 관계를 유지해 왔고 레지던트의 진료를 받는 목적이 특정 부분, 즉 약물치료를 위한 것이라면 혼란한 상황이 발생할 수 있다. 레지던트는 환자를 평가하고 환자의 이력을 살피고 판단을 내리기를 원할 것이고, 환자는 레지던트가 왜 그렇게 많은 정보가 있어야 하는지 이해할 수 없을 것이다. 환자는 왜 레지던트가 자신의 의료기록이나 치료사를 통해 정보를 수집하지 않는지 어리둥절해 할 것이다. 환자는 모든 것을 다시 시작해야 하는 이유를 이해하지 못할지도 모른다.

환자를 진료실로 안내해서 환자를 가능한 한 편하게 해 준 후(환자는 코트를 입은 채 가방을 손에 들고 무릎에는 약물을 비롯한 다른 물건들을 늘어놓고 세션 내내 앉아 있는 것이 불편할 수 있다), 레지던트는 첫 세션(혹은 처음 두 세션)에서 무엇을 할 것인지 설명해주어야 한다. 세션이 얼마나 걸리고 세션을 통해 예측할 수 있는 것들을 분명히 말해 주어야 한다. 바로 이 순간에 적절한 치료적 동맹이 시작된다는 것을 인식하고 있어야 한다. Bender와 Messner가 지적했듯이 치료자는 이 순간에(그리고 다른 때라도) 환자에게 적절히 반응해야 하고 위압적이 되어서는 안 되며 첫 세션을 끌려 가서도 과도하게 끌고 가서도 안될 것이다.

분리치료에서의 평가 시, 특히 환자가 치료사의 진료를 한동안 받은 후 의뢰되었을 때 초기 평가 세션에서 환자와 레지던트는 다음과 같은 일부 핵심문제들을 해결해야 한다.

- 현재 본 평가가 요청되는 이유는 무엇인가?
- 환자가 기대하고 있는 것은 무엇인가?
- 의뢰 임상의가 기대하고 있는 것은 무엇인가?
- 본 평가를 통해 예측되는 결과는 무엇인가?
- 본 세션의 목표들은 무엇인가?
- 환자의 이해수준은 어떠한가?
- 레지던트는 본 세션에서 완벽한 평가를 하기에 충분한 정보를 갖고 있는가?
- 평가를 끝내기 위해 한 번 혹은 그 이상의 세션이 추가로 더 필요한가?
- 환자와 레지던트 사이의 비밀보장 수준은 어떠한가? 환자에 대해 의뢰 치료사와 어느 정도 토론하고 환자에 대한 정보를 어느 정도 알려주어야 하는가? 정신과 의사와 치료사 사이의 소통 수단은 무엇이며 얼마나 자주 소통 할 것인가?
- 레지던트가 내린 진단은 무엇인가? 치료사의 진단과 유사한가 아니면 다른가?
- 질환 별 연락해야 할 정신 건강 전문가들은? (약물에 관한 문제들과 기분악화나 자살 충동 같은 기타 임상적 문제들에 대해 환자는 정신과 의사와 연락하도록 지시된다.)

이러한 문제들은 레지던트가 환자를 진료하기 전에 생각해야 하는 복잡한 문제 중 일부에 지나지 않는다.

> **역량** : 정신과 레지던트는 외부 치료사 혹은 의사에 의해 의뢰되거나 스스로 자신을 의뢰한 환자의 초기 평가에서 해결되어야 하는 여러 문제를 결정할 수 있어야 한다.

레지던트는 초기 평가를 하는 동안 환자의 행동을 관찰해야 한다. 즉 환자가 불안해 보이거나, 눈을 피하거나, 손을 비틀거나, 떨거나 혹은 의자의 가장자리에 앉는지 잘 살펴보아야 한다. 정보를 수집하는 첫 세션에서 환자의 개인신상기록을 작성하는 경우 환자에게 그러한 사실을 미리 알려주는 것이 예의 바르고 적절하며 실질적으로 도움이 된다. 세션이 진행되는 동안 정신과 의사가 기록을 작성하는 것에 대해 환자가 어떻게 느끼는지 또한 살펴보아야 한다. MacKinnon과 Yudofsky (1991)의 지적에 따르면 일부 환자들은 정신과 의사가 인터뷰 도중에 기록하지 않으면 분개하는데, 그 이유는 자신들이 말한 내용이 그리 중요하지 않거나 의사가 자신의 이야기에 관심이 있지 않다고 느끼기 때문이다. 또 다른 환자들은 정신과 의사들이 기록하느라 자신들의 이야기에 집중하지 못할 거로 생각하여 의사가 인터뷰 도중에 기록을 작성하는 것을 허용하지 않기도 한다.

정보기록이 결코 정보 수집 세션의 주요 활동이 되어서는 안 된다는 점을 확실히 해야 한다. 기본적인 정보를 적고 가장 중요한 자료들은 인터뷰의 흐름을 끊거나 환자에게 눈을 떼지 않고 급히 써야 한다. 인터뷰 도중에 레지던트가 기록 작성을 멈추고 펜과 종이를 내려놓기도 한다. 성적인 문제나 과거의 치료, 치료사 혹은 의사에 대한 부정적 감정 같은 민감한 문제들을 토론하는 상황에서 이러한 모습을 볼 수 있다.(MacKinnon과 Yudofsky, 1991)

거의 모든 것들이 전산화되는 요즘 많은 정신과 의사들이 전자챠트로 기록을 전환하고 있다. 서면기록 작성에 적용되는 같은 규율이 전자진료기록지 작성에도 적용된다. 우리는 세션 중에 정신과 의사들이 컴퓨터의 자판을 두드리지 않았으면 한다 (비정신과 의사들이 컴퓨터에 정보를 입력한다는 소리를 들었고 실제로 그렇게 하는 것을 목격했다.) 세션이 끝난 후 서면 기록을 컴퓨터로 옮길 수 있을 것이다. 또한, 환자를 진료한 직후에 기록한 것을 베껴쓰거나 컴퓨터에 입력할 것을 권한다. 하루 업무가 끝난 후에 정리하려면 여러 환자의 과거에 대한 기억들이 서로 뒤섞여 사실이 무엇인지 헷갈리게 되는 경우가 발생할 수 있기 때문이다.

많은 정신과 의사들이 나이, 결혼 여부, 직업 같은 환자의 기본적인 자료들을 수집함으로써 초기 평가를 시작한다. 또 다른 정신과 의사들은 "어떻게 오셨나요?", "제가 어떻게 해 드릴까요?", "어떻게 도와드릴까요?" "어떻게 해서 저에게 진료를 받으러 오셨나요?" 같은 개방형 질문들로 세션을 시작할 것을 주장한다. 가능하면 환자들이 이러한 질문에 답변할 때 그들의 말을 중단시키지 않도록 해야 한다 (물론 조증 환자나 정신증 환자 혹은 인지장애 환자는 중지되어야 할 수도 있다). 레지던트는 가끔 "흠," 이나 "그렇군요." 같은 언급을 하면서 자신이 듣고 있다는 것을 알려줘야 한다. 그리고 가능하고 적절할 때마다 환자에게 좀 더 자세히 말해

달라고 요청해야 한다. 정신과 의사는 적절할 때마다 환자에게 "이 부분에 관해 좀 더 자세히 말씀해 주세요." 같은 말을 하면서 환자를 격려해야 한다. 또한 "왜 지금 이 환자가 자기 인생의 이 시점에서 나에게 진료받으러 와서 이런 말을 하고 있는가?"라는 형태의 질문들을 생각하고 또 실제로 해야 한다.

비록 우리가 특정한 구조적 형태, 즉 다양한 과거 이력들을 통해 주소와 현 병력에서 정신상태 검사로 나아가는 형태의 정보 수집을 토론하고 있지만, 다음 사항들을 알고 있어야 한다. 첫째, 검사의 여러 부분이 겹치는 경우가 많이 있다 (예: 현병력과 정신상태 검사), 둘째, 환자 평가의 순서가 정해져 있는 것은 아니다, 셋째, 레지던트는 엄격한 정보수집 절차를 고수하기 위해 이어지는 단서들을 피해서는 안 된다. 초보 임상의가 자주 하는 한 가지 실수는 자신들이 한 질문과 무관해 보이는 문제들은 무시해버린다는 것이다. 이것은 치료와 관련된 아주 중요한 사항을 놓치게 되는 결과를 낳을 수 있고 또한 환자에게 레지던트는 사실 자신의 문제에 관심이 없다는 인상을 줄 수 있다.

초기 평가는 대체로 한 시간 혹은 정해진 평가시간 이내에 예비 형태로 끝난다. 입원환자(응급실이 아닌 곳에 있는) 평가는 더 많은 시간이 걸릴 수도 있다. 경험이 많은 임상의들)조차도 첫 진료 시간 이내에 평가와 예비 진단을 끝내지 못하는 경우가 빈번하다. 성인 환자에 대한 대부분의 초기 평가는 환자 자체에 대한 평가를 포함한다, 그러나 일부 사례에서는 환자 평가에 친척이나 다른 중요한 사람들의 인터뷰가 포함되기도 한다. 소아나 청소년들에 대한 평가는 가능하다면 항상 부모나 보호자(아이와 함께 그리고 별도로)의 인터뷰를 포함해야 한다.

최소한 한 시간 정도는 클리닉에 방문한 새로운 환자의 정신과적 평가에 할애한다. 일부 클리닉은 다른 임상의들이 이미 평가를 했다는 가정하에 30분만 할애하기도 한다. 30분 이내에는 어떤 초기 평가도 제대로 시행될 수 없다. 수집해야 할 정보가 너무 많고, 환자가 이미 다른 임상의 혹은 치료사와 동맹관계를 형성하고 있을 때는 초기 평가의 가장 중요한 사항인 치료적 동맹의 형성이 몹시 어려운 일이 된다. 따라서 30분은 경험이 많은 임상의에게도 너무 짧은 시간이며 수련 단계의 레지던트에게는 더더욱 충분한 시간이 못 된다. 게다가 처방 약물과 기록에 대한 토론 또한 상당한 시간이 걸린다. 환자가 이미 레지던트에게 분리치료를 받고 있다가 레지던트가 진료를 더는 제공할 수 없게 되면 이상적으로는 새 레지던트가 환자를 한 시간 동안 새롭게 평가를 해야 한다. 이 평가에 대해 환자에게 비용을 부과해서는 안 되며 이 평가는 사후관리 서비스로 산정되어야 한다. 이 평가는 지속성을 제공하며, 레지던트가 환자에 대해 파악하고 적절히 치료하게 되는 기회이며 교육 서비스의 성격상 비용을 부과하지 않는다. 또한, 레지던트에게 이러한 유형의 초기 평가를 너무 많이 요청해서도 안 된다. 이러한 평가들은 너무 복잡하고 많은 시간이 걸리지만(세션 중, 그리고 세션 전후) 평가의 상당 부분에 대해 근로수당이 지급되지 않기 때문에 이러한 복잡하고 시간 소모적인 환자들 받는 데는 제한을 두는 것이 매우 중요하다.

게다가 레지던트는 환자를 진료하고 구조화를 한 후 지도감독을 받을 기회를 가져야 한다. 많은 대학 병원들이 환자의 평가 세션에 주치의를 참석하게 한다. 그러나 이 때문에 레지던트가 정보들을 소화하고 구조화와 치료 계획에 대해 생각해보고 교육을 환자에게 제공할 수 있는 충분한 시간과 환경을 받지 못하게 될 수도 있다. 그러한 환경에서는 환자에게 진료실을 몇 분간 나가 있도록 요청하거나 혹은 레지던트와 슈퍼바이저가 진료실에서 나와서 몇 분 동안 진단 및 치료 계획을 논의해야 할 수도 있다. 그러나 이러한 형태는 전이 감정을 일으켜 환자가 자신의 담당의가 누구인지 어리둥절하게 한다. 우리의 경험으로는 평가가 끝나갈 때쯤 슈퍼바이저의 사무실에서(복도가 아니라) 레지던트가 슈퍼바이저와 환자 증례와 그 성향을 토론하고 나중에 증례토론에서 슈퍼바이저 그리고 이상적으로 또 다른 임상의나 정신과 슈퍼바이저와 그 증례를 좀 더 자세하게 토론한다.

시간의 사치로 여겨질 수도 있지만, 이것은 또한 아주 중요한 과정이다. 평가를 한 날이 아닌 다른 날에 환자를 진료하여 환자가 달라 보이는 데는 없는지, 주 증상에 부분적으로 변화가 있는지 그대로인지 그리고 무엇보다도 환자가 후속 치료를 받으러 다시 내원할지를 판단해야 한다. 레지던트는 환자의 구조화, 진단, 치료계획 등을 너무 서둘러서 결정하는 실수를 범하지 말아야 한다. 정확하지 않은 약물이나 진단은 오랫동안 환자를 좌절시킬 수 있고 환자-레지던트(그리고 미래 임상의들) 간의 치료적 동맹에 부정적 영향을 끼칠 수 있으며 환자에게 잠재적으로 질병(혹은 죽음)을 유발할 수도 있다. 첫 세션에서 환자에게 처방전을 써주어 환자가 후속치료에 오지 않으면 레지던트와 클리닉의 잠재적 책임과 문제가 가중될 수 있다.

> **역량** : 정신과 레지던트는 분리치료 중인 환자 수와 복잡하고 시간 소모적인 그러한 환자 평가 및 치료 간의 균형을 맞출 수 있어야 한다.

위에 요약한 사항들을 해결하는 방법 중 하나는, 평가 실행이 그렇게 복잡한 이유가 환자의 걱정대로 환자가 너무 아프고 힘들어서가 아니라, 철저한 평가를 하려면 시간이 좀 걸리고 바로 그러한 철저한 평가를 레지던트가 원한다는 것을 환자에게 알리기 시작하는 것이다. 환자 대부분은 약물처방, 부작용과 약물 상호작용 확인, 나이 문제의 고려, 다른 의학적 문제들과 효과 평가 등이 상황을 더욱 복잡하게 하므로 약물을 서둘러 처방하고 그 효과를 지켜보는 것이 환자와 의사 모두에게 최상의 이익이 아니라는 점을 인정한다. 반대로 일부 환자는 레지던트가 평가를 연장하거나 오래 끌어 진료비를 더 받으려 하고 있다거나 레지던트가 수련을 마치지 못해서 경험이 부족하다고 생각할 수 있기 때문에 레지던트는 이러한 문제들과 사고들을 해결해야 한다.

통합치료에서와 마찬가지로 레지던트는 환자를 평가하고 환자 치료에 대한 책임감을 느껴야 한다. 다른 사람들로 치료에 관여하기 때문에 레지던트는 종종 치료와 관련해서 참견자나 상담자가 된 것처럼 느끼기도 한다. 비록 그런 기분을 느끼더라도 불운하게도 너무 이른 죽음 혹은 자살이나 좋지 않은 결과가 발생했을 때는 일반적으로 의사가 책임인물이 된다. 따라서 평가에서 주요 사항 중 하나는 레지던트가 환자 치료에 대해 어느 정도의 책임감을 느낀다는 것이다 (MacBeth 1999). 환자를 사이에 두고 줄다리기가 없어야 한다. 치료사는 도움을 요청하고 레지던트는 치료사와 환자에게 그러한 도움을 제공할 수 있을 것이다. 그러나 이러한 삼자 관계는 누가 책임을 지는가 하는 문제 때문에 복잡해진다. 어떤 이들은 환자가 최종적인 책임이 있다고 말할 것이다. 비록 한 명 이상의 또 다른 임상의가 치료에 관여할지라도 법의학적 견지에서 레지던트가 자신이 치료에 대한 책임이 있다고 생각하는 것이 아마 최선일 것이다 (MacBeth 1999). 다음은 "무엇을 책임질 것인가?"라는 질문에 대한 답을 생각해보자.

> **역량** : 레지던트는 분리치료에서 자신의 역할, 즉 책임, 구조, 의무를 분명하게 말하고 이해할 수 있어야 한다.

바로 이 점 때문에 분리치료는 레지던트에게 아주 복잡한 문제가 된다. 레지던트는 환자의 정신과적 병력과 다른 병력에 대한 모든 사항을 수집해야 한다는 상당한 압력을 느낀다. 하지만, 레지던트는 자살, 폭력, 가정사, 의학적 질환들의 가능성과 관련하여 항상 모든 환자를 주시하면서 그러한 병력으로부터(대체로 약물관리) 한 부분을 분리해야 한다.

평가를 하면서 레지던트는 환자의 모든 사항에 관심이 생길 수 있다. 하지만, 레지던트는 특정 특성들에 중점을 두지만 계속해서 모든 사항에 관심을 두고 관여하리라는 것을 환자에게 어떻게 전해야 할지 결정해야 한다. 마찬가지로 레지던트는 환자가 레지던트에게 연락할 수 있는 시간대와 의학적 사항들 및 약물과 관련 있을 수도 있고 없을 수도 있는 기타 부정적 사건들의 변화들을 레지던트에게 통보하는 방법에 대한 지침들을 제공해서 약물과 치료의 의학적 양상들 때문에 생길 수 있는 상황들 그리고 분명치 않은 상황이 발생했을 때 환자가 어떻게 해야 하는지 알 수 있도록 도움을 줘야 한다. 그러한 상황들이 자주 발생할 수 있기 때문에 레지던트는 초기 평가에서 이러한 정보를 환자에게 분명히 전달해야 한다.

초기 평가 개요

정신과적 초기 평가는 이 책에서 논의된 다른 치료 형태에서 이뤄지는 평가와 같지는 않지만, 꽤 유사하다 : 즉 비의료인 치료사 혹은 일차 진료의의 의뢰 후 통합 혹은 분리, 혹은 비의료인 치료사 혹은 일차 진료의에게 의뢰하기 전 분리. 비의료인 치료사의 의뢰 후 초기 평가는 다소 변경되어 더 어려울 수 있다.

의뢰한 비의료인 치료사 혹은 일차 진료의의 정보는 초기 평가에 영향을 끼칠 수 있다. 이상적으로는, 환자의 차트 전체를 이용할 수 있으며 레지던트는 의뢰서를 읽을 시간과 최소한 차트를 훑

어볼 시간이 있어야 한다. 또 다른 긴 평가에 대한 환자의 전의와 저항 때문에 이 상황에서 평가가 더욱 어려울 수도 있다. 환자는 또한 레지던트와 자신의 치료사 스타일과 누가 더 편한지를 자연히 비교하게 된다. 재차 강조하건대 비의료인 치료사의 평가에서 이미 토론한 문제들이 전부는 아니더라도 상당히 많은 부분을 평가에서 다시 다루게 될 것이라는 점을 환자에게 반드시 알려주고 그 이유를 설명해야 한다. 그 이유는 첫째, 정신과 의사가 환자 사례를 완벽히 이해하기를 원하고, 둘째, 지금의 평가는 약물치료에 대한 것이기 때문에 어떤 사항들은 비의료인 치료사가 다루지 않았을 가능성이 있다.

다음 부분에서 우리는 비의료인 치료사의 의뢰 후 분리치료에서 초기 평가와 관련된 특정 문제들을 지적할 것이다. 그러한 특정 부분들을 제외하면 분리치료의 초기 평가는 통합치료에서의 초기 평가와 같다.

초기 평가의 여러 부분들은 개인적 취향 혹은 습관에 따라 순서가 정해질 수 있다는 점에 유의해야 한다. 그러나 기본적인 인적사항 정보들을 습득한 후에야 환자의 주소와 현재의 질환에 대한 질문을 시작해야 한다.

주소 및 현병력

전통적으로 주소가 정신과적 평가 개요 및 형태에 제시되어 있다 해도, 의사는 항상 주소에 대해 질문하기보다는 진찰 시 제공된 서면 보고를 통해 확인한다. 주소는 "어떻게 도와드릴까요?"나, "어떤 도움이 필요하십니까?" 같은 질문들에 대한 환자의 답변들일 수도 있고 혹은 환자의 주요 호소를 아주 짧고 간단하게 요약한 것일 수 있다. ("환자는 지난 3주 동안 우울해했다," 혹은 "3주 전에 갑작스럽게 공황을 경험했다.") 주소는 또한 평가의 다음 부분, 즉 현 병력질환의 전주로서의 작용할 수도 있다.

분리치료 상황에서 주소들을 요약하는 것은 단지 의뢰 임상의의 환자 의뢰 이유를(예: "장기간의 인지행동치료에도 우울증에 호전이 없어 환자를 의뢰했다," 혹은 "역동적 정신치료 과정 중 행동상의 갑작스런 변화나 환청 때문에 환자를 의뢰했다.") 반복하는 것에 불과할 수도 있다.

현 병력에 대한 질문은 개방형 질문으로 시작해야 한다. 그러나 이러한 광범위한 질문들은 – 임상 상황에 따라 – 증상, 증상의 발병, 가능한 유발요소, 기능에 끼치는 영향, 고통의 정도, 부적응 패턴을 비롯한 기타 사항들에 대한 구체적이고 핵심적인 특정 질문들로 넘어가야 한다. 일부 환자들은 자신들의 현 병력을 연대순으로 자세히 설명할 수 있을 것이다. 반면에 또 다른 환자들은 발병 및 다른 임상적 요인들에 대한 구체적인 질문들이 먼저 제시되어야 한다. 환자가 제공하는 임상정보에 따라 이후의 치료 선택(약물, 정신치료 혹은 두 치료 모두)에 도움이 되는 질문들을 할 수 있다. 질문은 인터뷰를 통해 이뤄지며 대체로 좀 더 직접적이 되고 목표가 명확해진다. 항상 현 병력과 과거 정신과 병력, 최근 정신과 질환을 앓은 병력을 분명히 구분하는 것이 가능한 것은 아니다.

현병력은 소위 정신과적 전신진찰을 포함할 수도 있다(MacKinnon, Yudofsky 1991). 이 진찰에는 환자의 수면 패턴, 식욕, 체중 조절, 장 기능, 성 기능에 관한 질문들이 포함된다(MacKinnon, Yudofsky 1991). 자살 충동에 관한 평가 또한 이 부분에 포함되어야 한다. 자살 충동에 평가는 인생이 살만한 가치가 없다고 느끼는지를 묻는 말처럼 좀 더 광범위한 질문들로 시작할 수도 있다. (환자는 모호한 자살관념이나 구체적 계획을 하고 있는가? 환자가 구체적 계획을 하고 있다면 환자가 선택한 방법은 실행 가능한가? 전체적인 위험은 어떠한가? 응급 시 대비가 되어 있나?) 많은 다른 부분에 대해 질문할 때와 마찬가지로 자살 충동이나 살인충동에 관해 질문할 때도 레지던트는 "당신 치료사가 당신이 자살 충동을 느낀다고 말했습니다." 같이 비의료인 의뢰 치료사의 말을 언급할 수 있다. 그러나 의뢰 임상의로부터 입수한 정보는 적절히 그리고 신중하게 사용해야 한다. 때때로 환자가 여러 가지 이유로 (예: 더 이상 자살 충동을 느끼지 않음, 입원을 두려워함, 정신과 의사를 신뢰하지 않음) 인해 그러한 정보에 동의하지 않을 수도 있고 그러한 문제를 강요하면 심각한 전이 및 저항을 유발할 수도 있다.

인터뷰 진행자는 지속적으로 질환 및 정신 병리의 한 부분에만 역점을 두어서는 안 된다. 잠재적인 예비진단을 한 이후에 정신 병리의 다른 부분들에 대해서도 항상 검사 해야 한다(예: 우울증 환자의 경우 불안감과 정신증 등에 관해 질문을 한다).

정신병력과 기타 병력

환자의 정신병력은 초기 평가의 아주 중요한 부분이다. 그러한 병력은 치료계획과 치료법 선택에 상당한 영향을 끼칠 수 있다. 최근에 우울증이 발병했고 과거에 우울증이 두 번 발병했던 환자는 아마 우울증에 대한 평생 치료를 시작해야 할 것이다. 과거 몇 번의 자살 시도 경험이 있는 환자의 자살 충동은 자살 충동 병력이 없는 환자의 자살 제스처 보다 훨씬 더 심각하게 여겨져야 할 것이다. 과거의 치료법이 효과가 좋았으면 같은 치료법을 사용하게 된다. 반대로 시도했던 치료가 성공하지 못하면 그 치료법을 다시 사용하지 않게 된다.

환자 증상의 발병, 유발요인, 경과, 동반질환, 수반되는 장애, 치료 등에 대해 검사를 해야 한다. "주소와 현 병력"에서 살펴보았듯이, 현 병력과 전체적인 정신과 병력을 구분하는 것은 쉬운 일만은 아니다. 정신병원 입원에 관한 정보들은 입원 시 환자의 나이, 입원사유, 입원기간, 입원병원(정신과 의사는 입원병원에 대해 알고 있을 수 있고 따라서 그 병원으로부터 환자에 대한 기록을 얻을 수 있다), 입원기간 동안 받은 치료(복용했던 약물들, 정신치료), 퇴원 시 환자 상태와 입원에 대한 환자의 느낌 등을 포함해야 한다.

환자에게 과거에 시행했던 치료에 대해 질문해야 한다. 약물과 관련해서는 약물의 이름, 각 약물에 대해 그 약물을 복용하는 이유를 환자가 알고 있는지, 각 약물의 치료 기간, 최대 복용량, 약물의 효능 여부, 가장 완화된 증상, 발생했던 부작용 등을 질문해야 한다. 약물 알레르기에 관해서도 질문해야 하지만 진짜 알레르기와 심각한 부작용을 구분해야 한다. 많은 정신병 환자들은 향정신성 약물 중에 자신들에게 알레르기를 유발하는 약물이 있다고 종종 말할 것이다. 자세한 질문을 통해 고용량 복용 시 그들이 근 긴장 반응을 보였음을 밝힐 수 있다. 또한, 초기 평가에서 환자가 향정신성 약물 복용하고 있는지를 질문해야 한다. Bender와 Messner(2003)가 강조하듯이 환자가 정신과 의사의 진료를 받고 있지 않다고 해서 향정신성 약물을 전혀 복용하고 있지 않을 거라고 가정해서는 안 된다. 많은 일차 진료의들이 향정신성 약물들을 처방한다. 심지어 관리 의료 회사들은 많은 일차 진료의들에게 정신과 약물을 처방해본 후 약이 효과가 없을 때에만 환자를 정신과 의사에게 의뢰하도록 지시한다. 과거 정신치료와 행동치료에 대해서도 유사한 질문들을 (치료시기, 치료이유, 치료종류, 성공/실패, 치료에 대한 환자의 느낌) 해야 한다. 또한, 과거에 정신치료나 행동치료를 약물과 병용한 적이 있는지도 질문해야 한다.

과거 자살에 대한 생각들과 행동들을 조사해서 문서로 기록해야 한다 (자살 시도 때 나이, 증상과의 관계, 계획적 혹은 충동적 시도, 사용한 자살방법, 자살 시도 순간에 느낀 죽음 그리고 죽는다는 것, 자살시도가 자살 제스쳐였는지 여부, 이후의 치료, 특정 자살시도에 대한 환자의 현 느낌). 자살과 자해를 구분하는 것 또한 중요하다.

물질남용 이력에 대한 철저한 조사는 정신과적 병력이나 개인력과 사회력의 한 부분이 될 수 있다. 물질남용과 관련해서 환자에게 남용한 물질(특정 물질들이 언급될 수 있다), 물질남용 시작 때 나이, 남용 지속기간(중단했다면), 빈도, 사용량, 물질남용에 지출한 비용, 물질을 구했던 방법, 불법 행동(예: 마약 판매) 연루 가능성, 합병증(의학적, 예: 간염, 후천성 면역 결핍증; 정신과적, 예: 우울증, 금단증상, 건망증; 대인관계 관련; 재정 관련; 직업 관련), 남용물질의 즉각적인 효과(기분이 좋아짐, 기분 향상, 불안감 완화), 물질남용에 대한 개인적 생각(죄책감 혹은 수치스러움), 물질남용 상황(혼자서, 집단으로), 치료 이력과 결과(입원환자, 외래환자) 등을 질문해야 한다. 알코올남용에 대해서도 비슷한 질문들을 해야 한다. 또한 담배와(피는 담배인가 씹는 담배인가? 흡연 양), 카페인(하루 커피 소비량, 기타 카페인 함유 음료 하루 소비량) 소비에 대해서도 환자들에게 질문해야 한다.

내과적 병력은 정신과적 평가의 중요한 부분이다. 중증 질환력, 특히 만성 질환력과 수술 경험을 조사해야 한다. 주 증상들이 만성 질환의 증상인지, 만성질환에 대한 반응인지 아니면 만성질환과 무관한 것인지 고려해야 한다. 간질이나 머리 부상의 가능성에 대해서도 질문해야 한다. 또한, 질환 치료를 위해 복용하는 약물에 대해서도 질문을 해야 한다. 환자들은 될 수 있으면 자신들의 복용하는 약물들 이름과 복용량을 모두 말해야 한다. 많은 약물이 우울, 불안, 피로 같은 다양한 증상들을 유발하여 환자들로 하여금 자신들이 정신 질환을 앓고 있다고 착각하게 한다. 또한, 많은 약물들이 향정신성 약물들의 신진대사 작용을 방해할 수 있다.

여성 환자들의 경우 항상 월경력과 관련하여 초경을 한 나이, 생리 주기의 규칙성, 나이에 따른 폐경 가능성, 피임약 사용 여부, 호르몬 혹은 약물(예: 항우울제) 사용으로 완화될 수 있는 증상들을 비롯한 월경 증상들(통증, 월경통, 기분의 변화, 예민성) 등을 질문들을 해야 한다. 가임기 여성들에게는 약물치료를 시작하기 전에 임신 가능성에 대해 질문하고 가능하다면 임신 테스트도 해야 한다.

내과적 병력은 또한 간단한 전신진찰을 포함할 수 있다.

우리가 여기서 지적하고 싶은 것은 비의료인 치료사들이 대체로 환자들의 병력에 대한 정확한 정보를 수집하지 못하며 그 이유가 꽤 명백하다는 것이다. 비의료인 치료사들은 종종 설문지를 사용하여 병력을 문서로 기록하는데 그러한 설문지들이 시간 프레임이나 치료문서를 포함하지 않고 단지 몇 가지 질환의 이름들만을 나열하는 경우가 빈번하기 때문이다. 따라서 레지던트들은 의뢰 임상의가 제공하는 정보에 의존하는 일 없이 각 환자의 병력 정보를 아주 신중하게 수집해야 한다.

가족력

가족의 정신질환 병력과 치료반응에 관한 정보 또한 치료법 선택과 계획에 영향을 끼칠 수 있다.

가족력은 정신병력을 비롯한 기타 병력, 가족관계에 대한 조사 등을 포함한다. 환자의 부모들에 관해 질문해야 하는 사항들로는 생존해 있는 경우 부모들의 나이(혹은 사망 시 나이와 사망원인), 정신질환력과 기타 질환력, 정신과질환의 치료를 위해 복용했던 모든 약물과 약물들에 대한 반응 등이다. 환자의 형제자매들에 대해서는 그들의 나이(따라서 환자의 출생순위), 정신과 질병의 발병 여부, 치료, 치료에 대한 반응 등을 조사해야 한다. 친인척들(조부모, 이모와 고모, 삼촌, 사촌)의 정신병력과 치료에 대해서도 질문해야 한다. 정신질환에 대한 질문 외에도 물질남용이나 자살경력이 있는 가족 구성원이 있는지도 질문해야 한다. 많은 사람이 물질남용이나 자살을 정신병의 측면에서 생각하지 않는다. 또한, 가족 구성원들 간의 관계에 대해서도 검사를 해야 한다. 즉 환자가 부모 및 형제자매들과 잘 지내는지와 가정에서 폭력 및 학대(신체적 혹은 성적)가 발생하는지를 조사해야 한다.

개인력과 사회력

평가에서 개인력과 사회력의 부분은 정신과적 평가와 일반 의학적 평가를 구분 짓는다. 다른 분야의 의사들도 환자의 개인력에 대해 부분적으로 질문하지만 개인력과 사회력 전반에 대해 질문을 하는 경우는 드물다. 평가에서 개인력과 사회력 평가 부분은 환자의 취향, 가족과 사회의 지원, 재정 상태, 여러 가지 치료들을 받을 여력이 되는지 여부, 치료 계획과 관련된 기타 요인들 측면에서 의사의 치료계획 수립에 도움이 된다. 개인력과 사회력은 여러 분야를 포함해야 하고, 임상의들은 환자와 환자의 인생 전반을 파악하려 해야 한다.

개인력 평가는 주산기와 성장사에서 시작될 수 있다. 환자의 태아기(가족 형성, 부모가 환자를 낳기를 원하고 계획했는지 여부, 발병 가능한 임신 합병증)와 환자의 출생(조산, 합병증을 수반하지 않음, 겸자분만, 제왕절개, 선천성 황달, 선천성 장애)에 관한 정보를 습득해야 한다. 일부 전문가들이 수집하라고 권하는 많은 정보는 – 환자의 성별에 대한 부모의 반응과 환자의 이름을 지어주는 과정(MacKinnon and Yudofsky 1991) 같은 – 시간상의 제약이 있을 때 현실적으로 습득이 불가능하다. 그러나 수련 중인 일부 레지던트들은 이러한 정보들을 습득할 수 있는 충분한 시간을 가질 수 있다. 시간이 허락하는 경우 환자의 개인력과 관련하여 성장기의 획기적 사건들, 유년시절과 청소년기의 대인관계, 유년시절과 청소년기에 형성되기 시작한 성격들(수줍음, 반항, 적대적 성격) 등의 추가 정보들을 습득해야 한다.

교육력 평가는 환자가 고등학교(졸업하지 못했다면 이유가 무엇이고 검정고시를 치렀는지 여부), 대학교 혹은 대학원(과 현재 직업)을 졸업했는지 여부와 원래의 교육 계획과 그 계획을 달성했는지에 관한 정보를 수집한다. 환자가 학창 시절에 겪었던 학업 혹은 행동 관련 어려움들에 대해서도 질문한다.

직업력 평가는 가능하면 환자가 경험한 모든 직업들에 관한 정보, 근무기간, 사직 혹은 이직 이유, 직장에서의 어려움들, 위험한 물질에의 노출 가능성 등에 관한 정보를 수집한다. 중요하게 고려해야 할 사항은 환자가 자신의 교육 수준에 걸맞은 직업을 갖고 있는가 하는 것이다.

병역여부는 환자가 징병 혹은 군에 지원했을 때의 나이, 군인이 된 이유(관념적 이유, 재정적 이유, 위험이나 스릴 추구), 복역기간, 퇴소의 성격과 이유 등에 조사한다. 또한 환자가 전투에 참가 경험이 있는지 여부와 부상 경험이 있는지, 그리고 어떤 훈련을 받았으며 복역기간 동안 물질을 남용했는지 여부에 대해서도 알아내야 한다.

애정관계와 결혼력, 환자의 인생에서 한동안 지속되었던 모든 관계들에 대해 조사한다. 결혼 당시 나이, 결혼 혹은 관계 지속기간, 과거의 대립 혹은 갈등들, 파트너 혹은 배우자와의 현재 관계 등에 관한 질문을 해야 한다. 환자가 이혼한 상태라면 이혼 이유에 대해서도 논의해야 한다. 환자의 자녀들과 관련해서는 자녀들의 나이, 건강상태, 교육, 환자와 자녀들과의 관계에 대한 정보를 수집해야 한다. 환자가 관계 혹은 결혼 문제들을 자신의 문제의 핵심으로 제시하는 경우, 관계 및 결혼사 평가를 확대하여 환자와 배우자 혹은 파트너와의 대립, 집안일 분담, 가정 경제 관리, 친인척들과의 관계 등에 대해서도 추가로 질문해야 한다.

성생활 평가는 환자의 심리성적 발달, 초기 성, 성적 지향, 첫 성적 접촉 혹은 성관계 나이, 성관계 횟수, 오르가즘 도달 능력, 성기능 장애(낮은 성욕, 발기 부전, 윤활부족, 조루, 오르가즘 지체, 성불감증, 오르가즘 통증), 자위, 특이한 성적 선호 등에 대해 정보를 조사한다. 우리는 정신과 레지던트들이 여러 이유들 때문에 환자의 성생활에 대한 질문을 자주 생략한다는 것을 알 수 있었다. 그들은 성에 대해 환자들에게 질문하는 것을 불편해하고 그러한 질문이 환자의 기분을 상하게 하지 않을까하는 괜한 걱정을 한다. 강조하건데 적절하게 그리고 확실한 비밀보장 하에 환자에게 성생활에 관해 질문하면 대부분의 환자는 기분 상해하지 않을뿐더러 많은 관심을 기울이지 않는 그러한 문제에 시간을 내어 질문을 해 준 것에 감사해할 것이다.

일부 전문가들은(예: MacKinnon, Yudofsky 1992) 개인력의 일부분으로 사회적 대인관계, 친구, 종교적, 문화적 배경, 취미, 장기계획 등에 관해서도 질문을 해야 한다고 제안하다. 또 다른 이들은(예: Bender, Messner 2003) "과거에 어떤 스트레스들을 극복했나요?", "어떻게 그렇게 할 수 있었죠?", "당신의 장점들은 무엇인가요?" 등을 비롯한 기타 질문들을 함으로써 환자의 "적응사"에 대한 정보를 알아낼 것을 권한다.

정신상태 검사

정신상태 검사는 의사의 관찰과 환자의 다양한 부분(외모, 행동, 기분, 지각, 사고, 인지 기능)에 대한 주관적 보고를 요약한 것이라 할 수 있다. 대부분의 교과서들은 정신상태 검사를 정신과적 평가의 마지막에 검사하는 긴 범주들 목록이라고 설명한다. 그러나 경험이 많은 정신과 의사는 대체로 평가 초반부터 환자가 보고한 환자의 외모와 행동, 증상들을 관찰함으로써 정신상태 검사를 시작한다. 따라서 정신과적 평가의 마지막에 행해지는 좀 더 공식적인 정신상태 검사는 앞에서 다루지 않은 부분들이나 추가 조사가 필요한 부분들만 검사한다. 우울한 기분, 활력 부족, 수면 부족, 식욕부진 같은 주소가 있는 환자에게는 모든 우울증 증상들에 대해 반복해서 자세한 질문들을 하지 않도록 해야 한다. 그러나 무쾌감증이나 인지장애처럼 전에 언급된 적이 없는 증상에 관해서는 질문할 수 있다.

우리가 강조하고 싶은 것은 분리치료에서 정신과 의사가 정신상태 검사를 잘 시행하고 이를 문서화하는 것이 유일한 종합검사일 수 있기 때문에 반드시 적절히 실행되고 문서로 기록되어야 한다는 점이다.

정신상태 검사는 다음 사항들을 포함하되 그러한 사항들에 국한되어서는 안 된다.

태도 **–** 환자의 정신과 방문은 자발적 의지에 따른 것인가 아니면 많은 망설임을 동반한 결정이었는가; 환자는 협력적이고 친절하며 적절히 행동하는가; 환자는 의사의 눈을 마주치며 이야기 하는가 아니면 눈을 피하는가; 환자의 얼굴 표정은 어떠한가.

외모 **–** 환자의 위생, 옷차림, 특이사항(예: 문신)

행동 및 정신운동 활동 – 환자 걸음걸이 특성; 환자가 초조해하는지, 의자의 가장자리에 앉는지, 손을 비트는지, 운동 활동이 증가하는지; 환자가 비정상적 동작, 틱, 근긴장이상, 이상한 몸짓 등을 보이는가.

말 **–** 환자의 말의 양(예: 항상 말하거나 혹은 단답형 대답)과 질(실수, 톤, 말하는 속도, 리듬 등).

정동, 기분, 그리고 정동, 기분의 적절성과 안정성(대 불안정성)– 수면(꿈을 포함해서), 식욕, 성욕 등과 같은 생장증상들 또한 탐색해야 한다. 이 부분의 탐색은 또한 무쾌감증의 가능성, 에너지 레벨, 죄의식 같은 기타 기분장애 증상들에 대한 검사도 포함해야 한다. 마지막으로 최근의 자살 및 살인에 대한 생각과 계획에 대해서도 질문해야 한다.

불안과 관련 증상들 – 강박사고, 강박행동, 공황발작, 사회적 회피, 공포증, 플래쉬백, 놀람 반응.

지각 – 착각, 환각, 비현실성과 비개인화에 대한 느낌.

사고 – 환자 사고 과정의 형태(예: 연상의 흐름, 중지, 탈선, 우원)와 내용(예: 의심, 관계사고, 사고주입, 망상 – 체계화되거나 모호하거나 고립된 – 과 그 내용 –편집성 혹은 과대망상); 기분질환의 경우, 기분의 일치

각성과 깨어있음

지남력 – 시간, 장소, 사람 그리고 상황에 의한

집중 – 100 빼기 7검사나 특정 단어의 철자를 앞과 뒤에서 말하기 같은 간단한 문제를 주고 테스트함

기억 – 최근 기억, 중간 기억, 먼 기억, 잠재적 작화증. 단기 기억과 집중력 테스트는 환자에게 세 가지 단어를 암기하게 하고 5분 후에 환자에게 그 단어를 생각해내게 하는 식으로 이루어짐.

일반 정보 및 지식에 대한 측정 – 최근 사건들, 대도시들, 유명 인사들 혹은 지리에 관한 정보를 제공하는 환자의 능력

지적능력 측정 – 평균, 평균이하, 평균이상, 혹은 정신지체 가능성

판단력 **–** 조작적인 것과 구체적인 것; 일반 상황에 대한 반응들에 대한 질문을 통해 테스트된다.

추상능력 **–** 환자의 추상능력은 환자에게 속담을 해석시키거나 유사점과 차이점을 논하게 함으로써 테스트될 수도 있다.

병식 **–** 환자가 자신의 질환 혹은 상황을 인식하는 정도

충동억제와 좌절내성

> **역량** : 정신과 레지던트는 분리치료를 받을 환자들에 대한 종합적인 정신과적 평가를 이해하고 실행할 수 있어야 한다.

공식화 (체계적 기술)

평가를 마친 후 레지던트는 환자의 현재 질환, 과거와 개인사, 성장발달 사항들, 자아강도와 자기방어 등과 같은 주요사항들을 고려하면서 스스로 환자 사례를 간략히 기술할 수 있다. 그러나 공식화는 추가 정보들이 수집되고 테스트 결과가 나올 때까지 연기될 수도 있다. 분리치료에서 공식화는 일차적으로 레지던트가 수집한 정보에 의존해야 하지만 비의료인 치료사가 제공하는 정보 또한 포함하고 고려해야 한다.

진단

환자 진단은 DSM 진단 분류(미국 정신과 협회 2000)를 이용하여 실행되어야 한다. 많은 사람이 다축 진단이 성가시고 불충분하다고 여긴다. 하지만, 이 진단은 임상의들로 하여금 치료계획 및 치료 결과에 영향을 끼칠 수 있는 다양한 분야들, 즉 정신장애, 잠재적 성격장애 혹은 그 특성들, 지적장애, 병인과 관련이 있을 수 있고 치료 계획 및 결과를 복잡하게 할 수 있는 신체질환의 발병, 스트레스의 존재, 기능 수준 등의 진단을 고려하게 한다.

또한 신체 검사, 혈액 검사(설명할 수 없는 피곤함과 에너지 저하에 따른 갑상선 기능검사처럼 검사를 위해서 실시할 수도 있고 혹은 특정 향정신성 약물을 시작하기 전 간 기능 검사, 리튬을 시작하기 전 혈중 요소질소, 크레아티닌, 갑상선 테스트처럼 특정 약물들을 시작하기 전 기준선으로서 실시할 수도 있다), 일부 약물복용을 시작하기 전 심장 박동수와 혈압 측정, 가능한 심리검사 (예: 기억력를 비롯한 기타 인지 검사), 신경학적 검사를 비롯한 다른 전문 진단 검사 등이 있다.

치료계획

초기 평가의 전 과정은 진단과 가장 적절한 치료 선택에 중점을 둔다. 평가 마지막에 진단과 치료 선택 및 계획에 대해 환자와 철저히 토론 해야 한다 (보기: 아래에 제시된 "환자와의 토론/시작").

치료 선택은 복잡한 과정으로 다음과 같은 사항들을(중요도에 대한 특정 순서 없이 그리고 통합적으로) 포함한다: 진단; 동반질환; 근거중심의 의학 자료; 지침의 사용 가능성; 목표 증상들 고려; 과거치료 경험(효능과 부작용); 위험성(자살 충동); 환자의 믿음, 질환을 부정할 가능성, 취향, 오해, 기대; 환자의 기능 및 장애의 정도; 환자의 성격특성과 성격장애; 약물복용을 지속하지 않을 가능성; 다른 분야 전문가(예: 섭식장애의 경우 영양학자)의 관여 가능성; 정신역동적 문제들; 발생 가능한 부작용에 대한 고려; 의사의 경험과 기술; 치료동맹의 형성; 치료비용; 보험규정; 환자와 의사 모두가 가능한 시간대; 치료 장소 (입원, 낮 병원, 외래); 지원 네트워크의 존재, (직접적인 소비자 광고를 통해 의사와 환자 모두에게 전해지는) 시장의 유혹과 압력.

분리치료에 국한된 사항들로는 환자와 비의료인 치료사의 관계, 환자를 평가한 정신과 의사에 대한 비의료인 치료사의 태도 및 관계, 특정 보험규정.(일부 보험회사들은 환자가 같은 날 정신과 의사와 치료사 모두에게 진료를 받는 것을 허용하지 않는다.) 일부 바쁜 환자들이 겪는 진료 예약의 어려움.(추가로 연달아 진료를 받을 수 있다) 의식적, 무의식적으로 환자가 정신과 의사와 치료사 비교, 정신과 의사와 치료사의 성별과 윤리문제(예: 여성 비의료인 치료사와의 치료를 통해 성폭행 문제를 다루고 있는 여성 환자가 남성 정신과 의사에게 의뢰된다.) 등이 있다.

Bender와 Messner(2003)는 정신과적 진단을 다음 두 범주로 구성할 것을 제안한다. (1) DSM 진단 기준을 충족시키는 목표 증상들을 보이는 질환들(예: 기분장애, 불안장애, 물질남용) (2) 현재의 생활 스트레스 요인들과(대인관계 문제들, 직장 관련 문제들, 적응장애, 성격장애) 좀 더 밀접하게 관련된 질환들. 이러한 구분은 약물치료와 정신치료에 대한 결정을 내리는 데 도움이 될 것 같다. 그러나 정신치료는 일반적으로 두 범주 모두에서 처방되고 약물은 두 범주 중 어느 한 범주나 혹은 두 범주 모두에서 처방될 수 있다. 많은 경우에, 일상적인 기능장애는 약물을 선택하는 주요 요인이 될 수 있다. 일례로 의사는 가볍거나 기능장애가 없는 우울증 환자에게 인지행동치료를 권하지만 심각한 기능장애가 있는 우울증 환자에게는 인지행동치료와 더불어 항우울제를 권할 것이다. 정신치료선택 결정은 치료사에 중점을 둘 수도 있고(치료사가 모든 정신치료에 전문 지식을 갖고 있을 때), 진단에 중점을 둘 수도 있으며(우울증에 대한 인지행동치료 혹은 공황 경험이 없는 광장공포증에 대한 생체 내 탈감작요법) 결과에 중점을(치료의 목적이 무엇이든 간에 현실적으로 달성될 수 있는 것; Makover 2004) 둘 수도 있다.

분리치료에서 레지던트의 치료계획은 항상 약물에 대한 결정들이다. 많은 경우에, 일상적 기능의 장애는 약물 선택의 주요 결정 요인이 될 수 있다. 약물치료를 위해 비의료인 치료사가 환자를 의뢰한 상황에서 결정은 대체로 약물만을 포함하고(평가 정신과 의사가 정신치료가 이미 지시되었다고 생각하거나 다른 치료법이 선택되어야 한다고 느끼지 않으면) 환자는 치료사에게서 계속 진료를 받는다.

레지던트들은 비의료인 치료사가 약물치료 의뢰를 했다고 해서 반드시 약물치료가 지시되는 것은 아니라는 점을 알고 있어야 한다. 때때로 약물이 지시되지 않기도 한다. 비의료인 치료사들은 정신치료상의 진전이 없고 인식되지 않은 저항이나 기타 문제들로 좌절하여 약물 형태의 "마법의 탄환"을 찾고 있을 수도 있다. 레지던트는 약물처방이 필요치 않다고 느끼면 환자에게 이를 설명하고 나중에 환자를 의뢰한 비의료인 치료사와도 이 문제를 논의해야 한다. 이러한 토론을 통해 약물을 처방하지 않는 이유를 조심스럽게 설명해야 한다.

그러나 정신과 의사가 비의료인 치료사가 의뢰하거나 혹은 스스로 자신을 의뢰한 환자를 진료하는 상황에서, 결정을 할때는 약물이나 정신치료 혹은 두 치료 모두를 고려할 수 있다. 레지던트가 약물이 필요치 않다고 느낀다면 그 이유를 설명하고 처방을 거절해야 한다. 만약 레지던트가 약물과 함께 혹은 약물을 대신하여 정신치료가 필요하다고 생각한다면 그는 자신의 잘 알고 있고 그 환자에게 필요한 특정 정신치료에 뛰어난 정신과 의사에게 그 환자의 정신치료를 의뢰해야 한다. 이미 살펴보았듯이 정신치료의 선택 결정은 치료사에 중점을 둘 수도 있고(치료사가 모든 정신치료에 전문 지식을 갖고 있을 때), 진단에 중점을 둘 수도 있으며(우울증에 대한 인지행동치료 혹은 공황발작 경험이 없는 광장 공포증에 대한 생체 내 탈감작요법) 결과에 중점을(치료의 목적이 무엇이든 간에 현실적으로 달성될 수 있는 것; Makover 2004) 둘 수도 있다 . 레지던트는 자신의 환자를 의뢰할 치료사에게 연락해야 한다.

환자와의 토론/시작

환자와 진단과 치료법 선택 및 계획을 토론하는 것은 일반적으로 초기 평가의 마지막 단계에서 행해진다.(평가가 다음 세션으로 연장되지 않는다면)

레지던트는 진단명과 진단명이 의미하는 바를 쉬운 일반 언어로 환자에게 알려주어야 한다. 그리고 환자가 진단명과 진단과정에 관한 질문을 하도록 격려해야 한다. 흥미롭게도 많은 환자는 일단 진단명이 나와서 자신들이 질환에 대한 병명을 – 상징적 설명 – 듣게 되면 꽤 편안해한다. 레지던트는 환자를 의뢰한 비의료인 치료사가 내린 진단명에 동의하는지를 환자에게 알려주어야 하며 동의하지 않는다면 그 이유 또한 말해 주어야 한다.

진단결과를 토론한 후에 레지던트는 초기 치료 계획을 간단히 설명해야 한다. 두 종류의 분리치료에서(치료사에 의해 의뢰된 환자 혹은 새로운 환자), 레지던트는 약물선택, 각 치료법으로부터 기대할 수 있는 효과와 시간 프레임(예: 벤조다이아제핀이 불안함을 꽤 빨리 완화하는 데 반해 항우울제가 우울한 기분을 완화하는 데는 3주 정도가 걸림), 발생할 수 있는 부작용들과 그러한 부작용의 관리에 대해서도 설명해야 한다. 레지던트는 긴급 상황이 발생하거나 환자에게 성가신 부작용이나 어떤 다른 문제가 발생했을 때 자신에게 연락하는 방법을 알려 주어야 한다. 환자들은 이것에 특히 감사해 하고 비상시 레지던트에게 항상 연락할 수 있기 때문에 치료 시작에 대한 불안 또한 상당히 완화된다.

또한 환자에게 필요한 경우(예: 상당히 성가신 부작용의 경우) 진료와 진료 사이에 전화상으로 약물에 변화를 줄 수 있다는 것을 알려 주어야 한다. 진단명을 말했을 때와 마찬가지로 레지던트는 환자들에게 치료에 대해 궁금한 사항을 질문하게 해야 한다. 많은 환자가 인터넷 검색, 소비자 직접 광고, 미디어 보도나 흥미 본위의 기사들에 근거한 아주 구체적 질문들이 있을 수 있다. 마지막으로 설령 환자가 자신의 치료사를 다소 자주 만난다 해도 환자의 후속 진료 날짜를 꽤 빠른 기한 내로 정해야 한다 ("여기 처방전입니다. 한 달이나 두 달 후에 뵙도록 하지요."라고 말하는 것은 적절치 않다). 초기 약물치료 단계에서 레지던트는 꽤 자주 환자를 면담해야 한다. 부작용에 관한 특정 정보들을 담고 있는 약물 보고서는 종종 환자에게 도움이 되기 때문에 가능하다면 환자들이 이러한 보고서들을 이용할 수 있게 해야 한다. 일부 기관들과 주에서는 향정신성 약물 처방 시 환자 혹은 보호자가 서명한 동의서를 요구한다.

레지던트가 약물이 필요하지 않다고 결정한 경우 이러한 결정을 환자와 아주 신중하게 상의하고 환자에게 그 이유를 설명해야 한다. 약물복용을 두려워하는 일부 환자들은 안도감을 느낄 것이다. 또 다른 환자들은 (치료사가 그랬듯이) "마법의 탄환"을 기대했는데 그러한 탄환은 그들의 경우에는 존재하지 않을 수도 있기 때문에 레지던트와의 세션이 시간과 돈의 낭비였다는 생각에 화가 날 수도 있다.

약물을 시작하면서 치료를 위해 다시 환자를 의뢰하는 경우, 그 이유를 환자에게 설명해야 한다(시간부족, 보험회사 규정, 레지던트의 전문지식 부족).

Beitman 등(2003)이 설명하듯이 치료 초기 단계에는 환자의 질환을 개념화하고 치료에 대한 기대를 요약하며 발생 가능성이 있는 약물치료의 부작용을 예측하고 부정적인 치료 경험을 인정하며 부정적인 사회적 결과나 생활 방식에 대한 질문들을 통해 질병과 치료의 필요성을 부정하는 환자가 치료를 받아들이게 하고, 약물치료의 경우 정신질환과 약물의 관계를 다른 질환들과 당뇨와 인슐린 같은 약물들의 관계에 비교해야 한다.

치료 시작 단계의 첫 세션 이후의 세션들에서 약물의 의미, 약물 중독에 대한 두려움, 행동자제력 상실, 인격상실, 증상과 부작용의 혼동, 증상이 호전될 때 치료를 중단하려는 자연스러운 경향, 치료의 장점과 단점(Beitman et al.2003) 같은 사항들을 토론할 것이다.

Pruett and Martin(2003)은 약물을 처방하고 약물과 정신치료를 병용할 때 인식하고 있어야 할 사항들로 다음을 제안한다.

- 임상의들은 마케팅의 유혹들을 항상 인식하고 있어야 한다.
- 정신역동적 개념화는 사치가 아니라 적절한 치료를 선택하고 약물의 선택과 병용치료의 효과성을(진행과정에 기초해서) 평가, 재평가하기 위해 꼭 필요하다.
- 정신과 의사들은 시간적 제약에 너무 얽매여서는 안 된다. 치

료를 이제 막 시작한 환자들을 진료할 때는 특히 그렇다.

- 약물 불균형에 대한 토론은 일반적으로 많은 임상의가 생각하는 것만큼 도움이 되지 않는다. 그 이유는 주어진 환자가 어떤 약물 불균형을 겪을지 예측하기 사실상 너무 어렵기 때문이다.
- 임상의는 치료 계획의 한 부분으로 특정약물을 과대평가하거나 과소평가하지 말아야 하며 환자에게 다른 약물을 선택해도 된다는 것을 말해줘야 한다.
- **정신과 의사들은 환자와 의사 간의 치료적 동맹이 약물보다 더 중요한 것인 것처럼 - 이것은 일반적으로 사실이다 - 자신의 환자들을 대해야 한다.**

일단 초기 평가가 한 두 번의 세션을 통해 끝나면 모든 정보가 수집된다. 수련 중인 레지던트들은 본 장에서 언급한 여러 치료사항을 고려한 후 사례를 임상 슈퍼바이저와 토론해야 한다.

초기 평가의 마지막 단계에서 레지던트는 자신에게 환자를 의뢰한 비의료인 치료사나 일차 진료의와 접촉하거나 혹은 자신이 환자를 의뢰한 비의료인 치료사와 접촉해야 한다. 이러한 접촉은 환자가 확실히 동의했을 때에 한해서 이루어질 수 있다. 많은 병원이 환자의 서면 동의서를 요구한다. 일부 병원들은 그러한 접촉을 허용하는 특정한 양식이 있다. 환자들에게 그러한 접촉이 있을 것임을 알리는 것은 물론 무엇을 상의할 것이며 그러한 접촉이 일회성인지(이상적으로는 일회성이 아니다.) 아니면 장기간 계속될 것인지에 대해서도 알려 주어야 한다.

레지던트는 자신에게 환자를 의뢰한 치료사나 자신이 환자를 의뢰한 치료사와 편지로(우편메일이나 이메일로) 연락할 수 있다. 그러나 직접 만나거나 전화를 통한 연락이 더 선호된다. 이러한 접촉은 날짜와 시간과 함께 환자 의료기록에 기록되어야 한다.

환자를 의뢰한 치료사와 연락하는 경우 레지던트는 환자를 의뢰한 것과 정보를 보내 준 것에 감사를 표해야 한다. 레지던트가 새로이 발견한 사항들, 진단, 치료결정, 치료계획, 레지던트와 치료사 간의 추가적인 접촉들이(누가, 언제, 어떤 상황에서, 왜) 토론되어야 한다. 치료사의 요청에도 약물이 필요하지 않은 경우 약물을 처방하지 않는 이유를 조심스럽게 그리고 공손히 토론해야 한다. 그러나 레지던트들은 치료사의 압력 때문에 성급히 견해를 바꾸는 일이 없어야 하며 또한 역으로 어떤 식으로든 치료사를 비난하거나 정신치료에 대해 성급한 제안을 하는 일이 없어야 한다.

레지던트가 환자를 의뢰한 치료사와 접촉하는 경우 레지던트는 의뢰한 이유와 자신의 약물치료 계획 그리고 정신과 의사와 치료사 간의 추가 접촉들 (누가, 언제, 어떤 상황에서, 왜), 정신치료를 통해 해결되어야 한다고 생각하는 사항들, 정신치료를 의뢰한 이유 등을 설명해야 한다. 의뢰의 적절성 여부와 상관없이 이러한 정보는 치료사가 사례와 정신치료계획을 이해하는 데 도움이 될 것이다.

8장
분리치료의 순서결정과 유지

분리치료에서 약물치료와 정신치료의 순서를 정할 때, 최고의 방법을 결정하려 애쓰는 것은 실질적이고 중요한 문제이다(Beitman et al. 2003). 여러 연구를 통해 두 치료의 병용이 정신과 진단을 받은 다양한 유형의 환자에게 효과적이라는 것이 밝혀졌지만, 순서결정에 대해서는 효과적인 지침을 제공하지 못했다. 게다가 특정 유형의 질환에 기초하여 작성된 지침들은 정신과 의사가 정신치료와 약물관리를 모두 제공하는 통합치료에 중점을 두고 있다. 분리치료는 순서결정의 계획과 이해를 더욱 복잡하게 만드는 다른 변수들이 추가된다.

복잡한 성격의 순서 결정과 함께 살펴볼 또 다른 사항은 유지이다. 일단 환자가 약물과 특정 유형의 정신치료로 상태가 안정되면, 다음과 같은 문제들을 해결해야 한다 : 환자는 각 임상의로부터 얼마나 자주 진료를 받아야 하는가; 얼마나 자주 약물을 바꿔야 하는가; 환자의 가족은 얼마나 자주 순서결정과 유지 단계에 관여해야 하는가; 종결은 언제 토론해야 하는가; 누가 정신건강혜택을 관리하고 치료 계획들을 완성해야 하는가?

약물과 정신치료의 순서결정에 관한 역사적인 배경들을 간단히 언급하여 왜 그러한 과정이 그렇게 어려운지에 대한 이해를 해보자. Roose(2001)의 설명에 따르면 정신분석치료는 효과적일 경우 완치도 가능했고 그러한 치료를 처음 시도했던 분석문헌들을 보면 치료에 서열이 있었다. 약물은 증상을 완화하기는 목적으로만 사용되었고 질환의 원인이 되는 근본적인 심리적 갈등에 영향을 끼치지 않는 때에만 사용될 수 있었다. Roose가 언급한 바로는 이러한 맥락에서 향정신성 약물은 수준이 낮은 치료나 다름이 없었고, 정신과의사가 환자의 근본적인 문제를 파악하지 못하고 진단을 결정하지 못하면 상당한 해를 끼칠 수 있다고 여겨졌다. 경험이 없는 치료사들과 분석적으로 수련을 받지 못한 사람들이나 – 실질적인 치료관계가 이루어져 장기 역동적 관계로 환자들을 치료할 수 없었던 이들 – 약물을 사용하려고 했다.

연구를 통해 약물과 정신치료 병용의 긍정적 효과가 밝혀지기 시작하면서(Rounsaville et al. 1981; Weissman et al.1979) 정신역동적 정신치료 전문가들도 향정신성 약물을 사용하기 시작했다. 1990년대 자신의 환자에게 향정신성 약물을 처방하고 있다고 보고한 정신분석가들이 늘었지만 2000년경 정신역동적 임상의들은 여전히 항우울제를 덜 처방하고 있는 듯했다 (Vaughn et al. 2000).

심신 이원론이 여전히 존재하는 것 같다 – 증상의 원인이 생물학적인지; 환자가 약물 불균형을 겪고 있는지 여부; 불안과 우울증의 일부 증상들이 약물 없이도 결국에는 치료될 것인지 여부; 일부 임상의들이 약물 처방을 너무 일찍 혹은 너무 늦게 하는지 여부. 이러한 문제들은 모두 아주 중요하고 따라서 이러한 분야의 역사를 이해한다는 것은 - 정신 분석가인 일부 슈퍼바이저들은 심신이원론하에서 수련 받았음을 깨닫는 것- 레지던트에게 도움이 되고 이해를 증진할 수 있다.

레지던트는 처음부터, 즉 환자가 정신과적 평가를 위해 클리닉에 처음 들어서는 시점부터 환자를 계속 치료한 것이 아니므로 치료가 지체되는 경우가 빈번하다. 레지던트가 교체되거나 혹은 치료사로부터 정신치료를 받지 않기로 했기 때문에 환자는 약물치료를 위해 레지던트로부터 진료를 받으려 하고 있을 수도 있다. 어느 경우이든 치료 초기에 무슨 말이 있었는지 알지 못할 때, 중요한 질문은 치료의 목표와 치료에 대한 기대가 무엇인가 하는 것과 그리고 현재의 레지던트가 순서결정과 관련해서 실행해야 하는 것은 무엇인가 하는 것이다.

본 장에서 우리는 그러한 사항들, 순서결정에 관한 사항들, 질문들, 문제들을 제기하고 정의되고 측정될 수 있는 특정 역량들을 이끌어낼 것이다.

먼저 해야 하는 일들

평가를 훌륭히 수행한 이후의 첫 번째 문제는 진단의 결정 혹은 최소한 효과를 발휘할 수 있는 진단을 내리는 것이다. 진단에 근거하여 약물이나 정신치료 혹은 두 가지를 모두 고려하여 적절한 치료계획이 세워질 수 있다.

환자는 이미 임상의로부터 정신치료를 받으면서 약물평가를 위해 의뢰된 상태이기 때문에 레지던트가 특정 진료일에 약물 제공을 고려할 정도로 자신이 충분한 정보를 가졌는지 결정한다. 다음은 가장 유용한 질문들이다.

- 레지던트는 의뢰 치료사 혹은 일차 진료의로부터 더 많은 정보를 수집해야 하는가?
- 레지던트는 환자의 과거 및 현 병력, 현재의 약물들과 임신 가능성에 대한 정보를 가지고 있는가?
- 환자로부터(환자가 미성년자이면 보호자 혹은 부모로부터) 약물에 대한 동의를 받았는가?
- 환자는 약물을 복용할 의지가 있어 보이는가?
- 환자는 처방에 따라 약을 받고 약값을 내고 지속적으로 약을 복용할 수 있는가?
- 환자는 약물의 효과와 위험에 관해 제시된 지시사항을 이해할 수 있을 것인가?
- 이번 진료에서 약물을 제공하지 않으면 그 결과는?
- 환자는 피드백 제공을 위해 언제 후속 진료를 받으러 오거나 전화를 할 것인가?
- 레지던트는 슈퍼바이저에게 환자 사례에 대해 보고를 한 이후에 처방을 내려야 하는가? 만약 그렇지 않아도 된다면 레지던트가 지도감독을 받는 게 좋은 것인가?

• 치료사가 약물평가를 의뢰한 이유가 치료사의 역전이 때문인가? 환자 혹은 치료사는 정신치료를 통한 환자 증상의 개선 정도에 실망하고 있는가?

역량 : 정신과 레지던트는 약물을 안정하게 처방하기 위해 충분한 정보를 수집할 수 있어야 한다.

레지던트는 정신과적 평가를 시작하고 환자가 또 다른 임상의로부터 정신치료를 받아야 한다고 결정한다면 (예: 환자는 분리치료를 받게 될 것이다), 레지던트는 약물을 이번 진료에서 처방할 것인지 아니면 환자가 다른 임상의로부터 진료를 받은 이후에 처방할 것인지 결정해야 한다. 게다가 레지던트는 역동적 문제들을 비롯한 기타 문제들을(예: 전이) 해결하고 이러한 문제들이 사용될 약물의 유형 및 복용량에 영향을 끼치는지를 판단해야 한다. 레지던트는 또한 다음 질문들에 대한 해답을 구해야 한다.

• 또 다른 임상의가 환자를 진료할 때까지 기다리는 동안 환자의 증상이 악화할 수 있는가? (예: 수면장애)
• 환자의 정신과적 진단에(에., 정신분열증, 우울증) 따르면 첫 진료에서 약물을 사용하는 것이 이후의 진료에서 약물을 사용하는 것보다 더 적절한가?
• 환자의 개인력 혹은 가족력에 비추어볼 때 약물이 꽤 유용할 것 같은가?

- 환자가 첫 진료에서의 약물 사용을 선호하거나 바라는가? (혹은 반대로 저항하는가?)
- 환자의 거주지가 너무 멀고 가까운 시일 내에 추가 진료를 받으러 병원에 오는 것이 어려워 첫 진료에서 약물에 대해 고려하는 것이 더 중요한가?
- 약물이 환자의 성취(예: 직장업무)에 어떤 영향을 끼치며 환자가 휴직이 필요할 수도 있는가?
- 환자는 자살할 위험이 있는가? 만약 그렇다면 환자의 자살생각 계획과 계획 관리는 어떠한가?
- 환자의 지지체계는 무엇인가?
- 안전하게 처방할 수 있는 복용량은 얼마인가?

> **역량** : 정신과 레지던트는 첫 진료에서의 약물 제공을 적절한 판단으로 만드는 요인들을 결정할 수 있어야 한다.

정신과 의사는 환자가 분리치료를 받고 있다고 생각할지라도 실제로 환자는 협력치료를 받고 것이고 따라서 최소한 진료가 통합되었다는 생각을 하게 된다. 따라서 레지던트는 정신과적 치료를 제공하는 임상의가 두 명 이상 있을지라도 환자가 한결같은 치료를 받을 수 있어야 한다는 점을 알고 있어야 한다.

나중에 해야 하는 일들

레지던트가 첫 진료에서 환자에게 약물제공을 결정했다고 가정했을 때 다음 사항들을 시행해야 한다.

- 레지던트는 발생 가능한 약물의 부작용들, 부작용과 관련하여 환자에게 제공되어야 하는 정보들, 부작용 발생 시 대처사항(예: 환자는 레지던트에게 전화하거나 약물을 중단해야 하는가?)을 결정해야 한다. 우리는 레지던트가 환자에게 첫 진료와 두 번째 진료 사이에 자신에게 전화로 약물복용 상태에 대해 알려주도록 요청하는 것을 고려해 보라고 권한다.
- 레지던트는 환자에게 다른 복용약물 혹은 몸 상태에 변화가 생기면(예: 새로운 항고혈압제를 처방 받음) 진료 시간이 아닐 때라도 자신에게 전화하도록 지시해야 한다.
- 레지던트는 약물 정보를 비롯하여 평가 사본들을 의뢰 임상의와 환자의 치료에 관여하는 기타 임상의들에게(예: 심장전문의) 발송할 때 반드시 환자로부터 동의를 구해야 한다.
- 외부 임상의들과(예: 심장전문의) 치료사에게 모든 후속 정신과적 기록들을 반드시 전해야 하는 것은 아니지만, 레지던트는 (약물과 안전 같은) 의학적 사항들과 관련해서 임상의들과 정기적으로 연락해야 한다.
- 우리는 레지던트에게 약물이 처방되면 환자에게 자신의 가족이나 자신에게 중요한 사람을 이후 진료에 데려오게 하여 그

들이 갖고 있을지 모르는 문제들, 특히 약물관련 문제들을 토론하게 하라고 권한다.

- 의료기록은 철저하게 작성되어야 하며 레지던트가 약물의 부작용과 복용시간과 관련해서 말한 내용을 포함해야 한다.
- 지역 혹은 주 당국의 규정이 있는 경우 향정신성 약물 복용 동의서를 작성하여 환자 차트에 보관해야 한다.
- 레지던트는 환자에게 어떻게 약물을 최상으로 처방할지 물어야 한다. 일례로 일부 환자들은 자신들이 진료비 부담을 줄이기 위해 많은 양을 우편으로 주문한다; 일부 관리의료 회사들은 처방 약물의 유형과 복용량을 요구한다; 일부 관리의료 회사들은 약물들 특히 의약품집에 제시되지 않은 약물들의 선허가를 원한다.
- 레지던트는 환자의 집에 어린아이가 있는지와 약물을 어린이 손이 닿지 않는 곳에 안전하게 보관하는 방법에 대해 토론해야 한다.

역량 : 정신과 레지던트는 환자의 치료팀 멤버들에게 레지던트가 어떤 치료와 약물을 권하고 제공하는지 알게 될 것이라는 것을 보여줄 수 있어야 한다.

약물이 처방되지 않는다면?

치료사 혹은 임상의가 환자를 레지던트에게 의뢰했는데 레지던트가 약물을 처방하지 않기로 했다면 환자와 의뢰한 이들이 이것을 어떻게 받아들일까?

환자는 약물이 자신의 질환과 증상을 해결해 줄 것이라고 기대할 수 있다. 그런데 레지던트가 약물을 복용할 필요가 없다고 말하면 환자는 꽤 크게 실망할 것이다. 환자의 증상에 대한 생물학적 병인의 근거가 없는 것처럼 보이면 현 병력에 대한 환자의 책임 정도가 달라질 수 있다.

환자는 평가가 치료법을 제시하지 못했음에도 진료비를 내야하는 상황에 화가 날 수도 있다. 환자는 오직 처방을 받았을 때만 이러한 유형의 평가가 가치가 있다고 생각할 수도 있다.

초기 진료에서 관찰에 기초하여 레지던트는 의뢰 임상의의 진단에 동의하지 않을 수 있다. 레지던트는 현재로서는 약물이 필요치 않아 보이지만 결정은 이후 세션에서 하겠다고 환자에게 말할 수 있다.

약물이 제공되지 않아서 환자가 기뻐할 수도 있다. 어쨌든 환자는 약물 복용을 원치 않았을 수 있고(아마도 환자가 약물복용을 두려워하기 때문에) 따라서 약물이 처방되지 않는다는 사실에 안도감을 느낄 것이다. 게다가 약물 복용할 필요가 없다는 것은 진료비가 줄어들 수 있다는 것을 의미한다.

가족 구성원들이나 친한 이들도 약물에 대해 기대를 하고 있을 수 있는데 레지던트가 약물을 처방하지 않는다면 이들은 어떻게 반응할까? 그들은 약물이 이른 시간 이내에 환자의 질환을 상당히 호전시킬 것이라는 강한 희망과 기대를 가졌을 수 있다. 하지만 레지던트가 약물을 처방하지 않을 때 그런 희망은 사라진다.

역전이 문제들이 발생했을 때 치료사는 종종 환자에게 약물 평가를 위해 진료를 받도록 권유한다. 환자는 이러한 상황에서 다음과 같은 많은 의문이 생길 수 있다 : 왜 지금 평가가 지시되었는가? 어떤 증상 때문에 치료사가 좌절하고 있는가? 치료사는 제대로 치료하고 있는가? 치료사가 진행 중인 치료에서 빠뜨린 무엇이 있어 그 때문에 약물 평가를 권하고 있는 것인가? 치료에서 관여하는 또 다른 임상의가(정신과 레지던트) 생긴다는 것은 무엇을 의미하는가?

레지던트는 이러한 복잡한 상황의 역동을 잘 이해하기 위해 반드시 지도감독을 받도록 해야 한다. 종종 이러한 유형의 분리치료 사례들은 장기간 슈퍼바이저로부터(대개 오직 한 두 사례만은 지도 감독한다)지도감독을 받지는 못한다. 일반 외래환자 슈퍼바이저는 단지 문제가 되는 사례들이나 레지던트가 요청하는 사례들만 살펴본다. 이러한 분리치료 사례들은 표면상으로 – 약물이 관련되어 있지 않기 때문에 – 문제가 있어 보이지 않아서 종종 간과된다. 바로 이러한 유형의 사례들이 가장 걱정되는데 그 이유는 인터뷰에서 간과되었을지도 모르는 사항들과 문제들, 환자가 숨겨왔을지도 모르는 문제점들, 혹은 레지던트의 경험부족 때문이다. 우리는 수련 프로그램들이 슈퍼바이저들을 특별히 통합치료 혹은 분리치료 사례들에 배정하여 레지던트들이 그러한 사례들과 관련된 문제들을 해결하는데 도움을 줄 것을 권한다.

레지던트는 환자에게 재평가를 위해 몇 주 후에 다시 오도록 요청하며 아직 평가가 완료되지 않았기에 처방을 하지 않을 수 있다. 환자들은 대개 다른 사람들과 마찬가지로 다른 시간대에 다르게 진찰받으러 간다. 이러한 유형의 평가를 확대평가 혹은 후속평가라고 할 수도 있다. 이러한 평가는 레지던트에게 시간을 두고 증상들을 다시 살펴보고 환자에 대해 고려한 후 처음의 진단과 치료계획을 그대로 유지해야 하는지를 결정할 수 있는 또 다른 기회를 제공한다.

또한 환자들에게는 레지던트에게 다시 진료를 받을 것인지, 약물을 처방 받거나 처방 받지 않는 것이 무엇을 의미하는지를 생각해보고 자신들의 치료사와 이 문제에 대해 상의할 기회를 제공한다.

사실 레지던트는 처방전을 써 줘야 한다는 상당한 압박감을 느끼고 있고, 따라서 첫 진료에서 환자에게 처방전을 써준다. 이러한 상황에서 처방전을 쓰는 것이 쓰지 않는 것보다 훨씬 더 쉬울 것이다. 따라서 레지던트가 약물을 지시하는 것이 불필요하다는 결정을 하려면 환자, 가족, 의뢰 치료사 기대에 압박감을 느끼는 일이 없어야 한다.

역량 : 분리치료에서 정신과 의사는 언제 약물을 처방하지 않을 것인지 결정해야 한다.

약물이 처방된다면 환자를 위해 어떤 유형의 협력과정이 얼마나 자주 이루어져야 하는가? 어떤 환자이든 일단 약물 복용을 시작하면 환자의 정신과적 증상들이 안정되고 성가신 부작용들이 최소화될 때까지 평상시보다 더 자주 환자를 면담해야 한다. 따라서 약물치료 초반에는 환자를 2-3주마다 혹은 그보다 자주 환자를 면담해야 한다. 세션 중이 아닐 때는 전화나 이메일을 이용할 수도 있다. 우리는 가능하다면 환자가 첫 진료 후 일주일 이내에 후속진료를 받을 것을 권한다. 치료 초기 단계에 자주 진료를 받으면 부작용 관리에도 유용하고 의사-환자 관계 형성과 일부 약물의 효과가 늦게 나타나서 환자들이 겪는 실망감 극복에도 도움이 된다.

진료 중에 정확히 어떤 말을 했는지 기억하는 것은 어려우므로 정신과 레지던트는 약물 복용 지시사항들을 적어두어야 한다. 대부분의 응급실과 입원병동에서는 환자들에게 서면 지시사항을 제시하고 있으며 많은 일반 클리닉과 수술 클리닉에서도 그렇게 하고 있다. 레지던트는 각 환자를 위해 복용, 부작용 등에 관한 지시사항을 타이핑하거나 관련 지시사항이 적힌 사전 인쇄 양식을 검토한다. 일부 클리닉에서는 그러한 양식을 이용하고 있다. 이러한 유형의 지시사항은 환자 퇴원 과정의 통상적인 한 부분이 되어야 한다.

새로운 증상이 나타나면 누구에게 전화할지 분명히 해두어야 한다. 일례로 환자가 항우울제를 복용하기 시작한 후 자살 충동을 느끼기 시작했다면 환자는 치료사와 레지던트 중 누구에게 전화해야 하는가? 우리가 정신과 레지던트에게 권하는 바는 환자에게 그러한 기분이 들면 자신에게 알려줄 것과 치료사에게 자신이 환자가 경험하는 자살, 살인, 폭력 충동에 대해 듣고 싶어 한다는 것을 전해주도록 요청하라는 것이다. 그러한 증상이 발생하면 환자는 물론 즉각적으로 의사의 진료를 받아야 하며 이를 위해 환자는 응급실로 갈 수도 있다.

언제쯤 특정 증상들이 완화될지(몇 주 혹은 며칠) 증상이 완화되지 않으면 어떻게 할 것인지(아마 복용량 늘림, 복용시간 변경, 약물 변경) 환자와 상의해야 한다.

약물치료의 표준원칙은 환자의 증상에 끼치는 변화 효과를 관찰하기 위해 약물을 한 번에 한 가지씩 실행하는 것이다. 약물을 복용하는 특정 시점에서 환자가 이미 정신치료를 받고 있거나 정신치료를 받기 시작한다면 약물효과와 약물과 정신치료의 병용효과를 대조하는 것은 몹시 어려울 것이다. Roose(2001, p.45)가 지적했듯이, "현재까지 약물과 정신역동적 정신치료의 병용에 대한 체계적인 연구가 없었다." 따라서 약물과 정신역동적 정신치료를 병용했을 때 임상의들과 환자가 어떤 변화의 원인과 결과를 판단하거나 정신치료 혹은 약물의 효과를 완전히 파악하는 것은 거의 불가능하다. 따라서 약물과 정신치료의 병용이 환자에게 영향을 끼치고 있고 그러한 영향이 긍정적인지 부정적인지를 판단하기 위해 임상의들은 자신들끼리 그리고 환자와 함께 열심히 연구해야 한다.

우리는 특정 진단을 언급하는 것을 피해왔다. 경계선 인격장애나 B형 인격장애가 그것인데, 이러한 환자들은 분리치료에서 특별히 어려운 상황을 유발할 수 있다. Gabbard(2001)의 지적에 따르면, 인격장애를 가지고 있는 환자들에게 약물치료와 정신치료를 병용하는 것이 어느 한 가지 치료법만을 사용하는 경우보다 더 나은 결과를 보일 수 있을 것이라는 확실히 증명되지 않은 막연한 생각에 기초하여 대부분의 병용치료가 이루어지고 있으며, 실제 성격 장애가 있는 많은 환자가 현재 병용치료를 받고 있다. 목표 증상에 따라 약물 선택을 자주 바꾸면서(예: 인지-지각 증상들에 신경이완제; 정동 및 기분 증상에 항우울제; 충동 행동 증상에 선택적 세로토닌 재흡수 억제제, 기분 안정제를 비롯한 기타 약물들) 인격장애가 있는 환자들에게 다양한 약물들과 정신치료가 사용되어 왔고 또한 병용되어 왔다

B군 성격장애 환자들에게 병용 치료를 하는 것이 거의 필수라고 할 수 있다. 이러한 환자들은 레지던트가 있는 병원에서 분리치료를 받는 경우가 빈번하다. 레지던트가 통합치료로 이러한 환자들을 관리하는 것은 어려우며 분리치료인 경우는 더욱 어렵다. 분리치료는 이러한 환자 중 상당수가 한 치료자가 다른 치료자를 비난하게 함으로써 치료자들이 서로 충돌하게 한다. 그들은 또한 처방의사를 이상화하고 치료사를 무시하거나 혹은 그 반대로 행동할 수 있다. (Gabbard 2001) 레지던트가 있는 병원에서 이러한 환자들은 과거의 레지던트(치료사와 함께 혹은 처방 레지던트에 한해서)를 이상화하고 현재의 레지던트들을 평가절하할 수도 있다. 일례로 그러한 환자들은 치료사가 자신들에게 더 많은 시간을 할애했고(혹은 예전 레지던트들은 자신들에게 더 많은 시간을 할애

했다.) 자신들을 더 잘 치료해 주었다고 하면서, 약물치료를 위한 진료에 더 많은 시간을 요구할 수도 있다. Gabbard의 설명처럼 이러한 환자들은 그들의 레지던트에게 처방을 못하는 치료사들의 소홀한 치료로부터 자신들을 구해달라고 요구할 수도 있다. 이러한 행동 패턴을 분리(splitting)라고 한다.

Gabbard (2001)이 지적했듯이 이러한 유형의 분리는 경계성 성격장애에 내재적인 것으로 전적으로 예방하거나 피할 수 있는 것이 아니다. 그러나 분리가 치료과정에 끼치는 파괴적인 영향을 최소화하기 위해 몇 가지 대책들을 취할 수 있다. 두 치료법의(약물치료와 정신치료) 초기에 그리고 레지던트가 교체되었을 때 이러한 대책들은 환자에게 매우 분명하게 인식시켜야 한다.

첫 번째 대책은 치료자들 간의 빈번한 소통과 상담이다. 두 번째 대책은 사례에 특정 제한들을 설정하고 치료 초기에 환자와 치료자와 그러한 제한에 대해 반드시 토론하도록 하는 것이다(될 수 있으면 환자 치료에 관련된 모든 이들이 참여해서 혹은 각각 개별적으로). 그러한 예들로는 약물과 부작용에 관한 토론을 오직 정신과 의사들과의 약물 검토 때에 한해서 할 수 있도록 제한하는 것과 각 치료자에게 보내는 전화나 이메일 사용을 제한하는 것 등이 있다. 마지막으로 Gabbard(2001)가 제안했듯이 두 치료자는 "환자가 두 치료자 중 한 명을 비난하기 시작하면 그러한 정보를 입수한 임상의가 또 다른 치료자에게 연락하여 환자가 제공한 정보에 따라 처신하기보다는 무슨 일이 벌어지고 있는지 논의하기로" 동의해야 한다(p.89). 환자가 처음부터 이러한 규율들에 동의하지 않으면 레지던트는 환자 치료에 동의하지 말아야 할 것이다 (Gabbard 2001).

분리치료가 경계성 성격장애를 가진 환자들에게 분리의 원인이 될지라도 분리치료는 또한 경계성 성격장애 치료에 일부 이점을 갖고 있다. Gabbard(2001)의 지적에 따르면 분리치료에서 전이 효과가 두 명의 치료자에 의해 약해질 수 있다는 것이다. 또한, 환자는 약물에 집중한다고 해서 정신치료적 문제들을 피할 수 없고 (통합치료에서는 피할 수도 있다.), 치료자들은 다른 관점들을 갖고 있기 때문에 서로에게서 치료적 통찰을 얻을 수 있다.

변화하기

정신과 레지던트는 약물조절을 위해 최소한 2-3주에 한 번 환자를 진료하고 환자는 약물치료를 받으면서 동시에 치료사에게서 정신치료를 받는다. 레지던트와 임상의는 서로 상의해서 약물이 정신치료에 끼치는 영향을 판단해야 한다. 환자가 계속해서 정신치료를 받고 있는가? 환자는 치료사가 약물치료를 위해 환자를 정신과 의사에게 의뢰해서 화가 났는가? 환자가 두 명의 임상의들을 만나고 그에 따라 의료비를 두 번 내고 임상의들 간의 소통이 이루어질까 봐 우려해야 하는 것에 귀찮아하는가? 환자가 레지던트와 치료사 사이의 전달자가 되는 일이 없어야 한다. 레지던트와 치료사 간의 소통은 치료 초기에 상의 되어야 하며 직접 면담이나 전화, 안전한 이메일, 팩스 등을 통해 이루어져야 한다. 환자는 이러한 소통과 소통방법의 진정한 가치를 인정해야 한다.

이러한 유형의 분리 형태에서 레지던트는 종종 약물 변경에 압박감을 느낀다. 환자진료가 빈번하지 않은 경우, 레지던트는 환자를 진료할 때마다 약물에 변화를 주고 싶어 할 수도 있다 (예: 복용량 늘림, 다른 유형의 약물로 너무 성급히 전환, 새로운 약물 추가). 레지던트가 이러한 압박감을 느끼면 레지던트는 환자를 좀 더 자주 진료하는 것을 고려하거나 혹은 환자에게 진료 이외의 시간에도 전화로 약물 문제에 관해 상의하도록 요청하는 것에 대해 고려해야 한다.

유지

특히 일부 증상들이 심리적 갈등과 관련이 있을 때 어떻게 하면 분리치료를 유지할 수 있을까? 모든 증상의 완화가 약물의 목표인가?

치료 초기에 약물을 부족하게 처방하거나 과다 처방하는 것을 피하고자 레지던트, 치료사, 환자가 약물의 목표를 결정해야 한다. 수면이 목표 증상이라면 약물의 목표는 낮 동안에 졸지 않고 일을 할 수 있게 하려고 적절한 시간에 잠이 들어 계속 잠을 잘 수 있게 하는 것이 될 것이다. 이와 유사하게 환자가 우울증 증상을 갖지 않도록 하는 것이 목표라면 환자 삶의 다른 측면들이 – 고용 혹은 결혼 상의 문제점들 – 바뀐 이후에야 약물에 변화를 줄 수 있을 것이다.

우울증 진단 척도 같은 자가 평가 척도들은 환자들이 정기적으로 자신을 모니터하고 자신들의 증상이 어느 정도인지 판단하는데 때때로 유용하다. 이것은 환자와 임상의에게 참고사항을 제시해주어 정신질환을 완전히 해결하는데 방해가 될 수도 있는 특정 문제들에 관해 이야기할 수 있게 해준다.

유지 단계 동안에서 종결에 관해 이야기하는 것은 바람직하다. 분리치료의 종점은 무엇인가? 분리치료의 종결은 약물치료와 정신치료가 끝나는 시간을 달리하여 차례로 종결할 수 있도록 해야 한다. 종결에 대한 결정은 환자, 치료사, 정신과 레지던트의 상호 동의 하에 이루어져야 한다.

레지던트가 다른 의료 서비스로 로테이션 되거나 졸업할 예정이라면, 비록 이것이 반드시 치료의 종결을 의미하는 것은 아니지만, 레지던트와 종결로 간주한다. 많은 저년차 레지던트들이 환자를 돌보는 자신들의 업무의 중요성을 제대로 인정하지 않기 때문에 졸업에 따른 종결의 중요성을 축소하려고 한다. 그들은 미리 사전에 환자들에게 충분히 알리지 않고 떠날 때가 되어서야 종결문제를 이야기한다. 또는 그들 자신도 마치 환자를 포기하는 것인 양 떠나는 것에 대해 기분이 안 좋을 수도 있다.

단지 환자 리스트를 새로 온 레지던트에게 건네주기보다는 환자들에게 그들과 잘 맞을 것 같은 레지던트를 배정해주려고 노력하는 것은 정말로 중요하다. 환자들을 자신들의 레지던트가 누가 될 것이고 자신들이 그 특정 레지던트에게 배정된 이유를 알고 싶어 한다. 그들은 또한 레지던트와의 종결이 적절히 이루어질지와 새로운 레지던트에게 자신들이 모든 이야기를 다시 해야 하는지 알고 싶어 한다. 이러한 종결 문제들을 유지 단계에서 적절한 시간과 주의를 기울여 토론되어야 한다.

역량 : 정신과 레지던트는 분리치료에서의 유지 문제들이 종결 문제들 또한 포함한다는 것을 이해하고 있어야 한다.

종결 문제들은 9장, " 분리치료에서 종결"에서 더 자세하게 논의될 것이다.

결론

분리치료에서 약물치료와 정신치료의 순서를 결정하는 것은 매우 어렵다. 많은 환자 변수들, 진단 문제들, 의뢰 임상의와 치료사 간의 소통 패턴들이 해결되어야 하고 연구에 기초한 분명한 지침은 존재하지 않는다.

게다가 이러한 종류의 치료 형태로 많은 환자가 치료되고 있기 때문에 정신과 레지던트는 종종 많은 치료사와 일해야 한다. 많은 임상의와 일해야 한다는 것은 꽤 어렵고 성가신 일이다.

우리는 슈퍼바이저들과 수련 감독관들에게 이 마지막 사항에 특별한 주의를 기울여 줄 것을 권고한다. 우리의 권고는 레지던트들이 담당하는 분리치료 환자 수가 너무 많아 모든 환자의 치료사들과 좋은 협력관계를 형성하는 것이 불가능해지지 않도록 수련 프로그램이 가능한 한 최대로 레지던트들에게 너무 많은 분리치료 환자를 맡도록 요청하지 말라는 것이다. 이러한 상황이 종종 개인 병원에서 발생한다는 것을 인정하지만, 수련 중인 레지던트들을 그러한 힘든 상황에 부닥치게 하는 것은 바람직한 일도 수용할 수 있는 일도 아니다.

또한 분리치료 사례에 관해 레지던트들이 적절한 지도감독을 받을 수 있어야 한다. 특히 각 사례의 초반과 유지 단계 그리고 종결을 상의할 때는 특히 지도감독이 요구된다. 환자가 의사와 종결하는 것은 어려운 일이며 경험이 부족한 의사들은 종종 환자들이 심지어 단기간 동안에 강력한 전이 감정을 발달시켰다는 것을 인정하지 않고 인정하고 싶어 하지도 않는다. 또한, 자신들이 역전이 감정을 유발시켰다는 것 또한 인정하지 않는다.

이 어려운 주제에 대해서는 사례연구 중심의 세미나와 정신치료와 약물치료의 원칙들을 통합하는 데 도움이 되는 임상 자료들을 사용하여 그룹 지도감독을 하는 것이 매우 유용할 것이다.

9장

분리치료에서 종결

본 장에서 우리는 분리치료의 몇 가지 종결 시나리오를 살펴볼 것이다. 분리치료의 특성상 꽤 복잡한 상황들이 많기 때문에 우리는 발생 가능한 모든 상황을 다 점검하기는 어려울 것이다. 따라서 우리는 레지던트가 자주 접하게 되는 일부 종결 문제들에 역점을 두어 치료 종결에 대한 역량을 갖추고 그러한 역량을 유지할 수 있게 하였다. 분리치료에서 약물치료의 종결은 통합치료에서의 약물치료 종결과 부분적으로 유사하기 때문에 약물치료 종결에 관한 토론 일부는 5장 "통합치료에서 종결"에서의 약물치료 종결 토론과 유사하다.

분리치료에서 종결의 일반 사항들

순차종결 혹은 동시종결

분리치료 형태에서 치료는 차례로 종결하거나(약물치료 혹은 정신치료 먼저 종결) 혹은 드문 사례이기는 하지만 동시에 종결한다

(상호 동의 후에 혹은 한 측의 일방적인 강행으로). 정신과 레지던트는 대체로 약물치료 종결에 적극적으로 관여한다 (정신치료는 계속될 수도 있고 계속되지 않을 수도 있다). 그렇다고 해서 레지던트가 비의료인 치료사의 정신치료 종결 관련 문제에 관여하지 않는다거나 관여하지 말아야 한다는 것은 아니다.

분리치료에서 약물치료와 정신치료의 동시 종결은 아주 드물게 이뤄진다. 환자의 상황 때문에(예: 이사) 어쩔 수 없이 이뤄지기도 하고 혹은 경제적 이유나(자비로 진료비를 내는 경우 돈이 부족 혹은 제3의 진료비 지불자가 비용이 이익을 초과한다고 결정; Makeover 2004) 환자가 상태 호전으로 필요성을 못 느껴 그 결과로 이뤄지기도 한다.

누가 언제 치료 종결을 시작하는가?

환자는 치료 종결을 두 치료자들과(정신과 의사와 비의료인 치료사) 논의할 수도 있고 혹은 치료 세션에 모습을 드러내지 않을 수도 있다. 치료에 나오지 않는 환자들은 치료를 종결한 것이 아니라 치료를 그만둔 것이다(Bender, Messner 2003). 많은 클리닉이 그러한 환자들에 관련해서 나름의 정책을 갖고 있다. 일례로 환자가 처음으로 진료에 나오지 않았을 때에는 환자에게 전화한다. 전화를 받지 않으면 환자에게 치료를 계속 받기를 원하는지 묻는 내용의 편지를(때때로 공인되었거나 등록된) 보내야 한다.

치료 종결은 종종 한 명의 임상의 혹은 두 명의 임상의 모두에

의해 이루어질 수 있는데 종결 이유는 치료에 대한 비순응 때문이거나 (정신치료와 약물치료 둘 다에서는 드문) 혹은 환자가 치료비를 내지 않아서이다. 일반적으로 민간 정신과 의사는 진료비를 낼 여력이 안 되는 환자를 치료해야 할 법적인 의무가 없다(Simon 2004). 하지만, 민간 정신과 의사들은 그러한 환자를 내버려두지 않도록 신경 써야 한다 (Simon 2004).

레지던트 수련 기간, 분리치료에서 특별한 유형의 종결이 이루어진다. 정신과 레지던트들로부터 약물치료를 받는 환자들은 레지던트들이 수련 프로그램을 끝마치면 정신치료는 계속해서 비의료인 치료사에게 받으면서 약물치료는 새롭게 배정된 레지던트로부터 받게 된다. 비록 이것은 레지던트 교체이지만 또한 한 명의 레지던트로부터의 치료 종결이면서 또 다른 레지던트와의 치료 시작으로 여겨질 수 있다.

치료를 종결할 때는 어떤 치료이든 간에 될 수 있으면 몇 달 앞서 미리 계획을 잘 세워서 진행해야 한다. 치료종결에 대한 토론과 계획은 Makover (2004)의 제안처럼 치료의 맨 처음부터 시작할 수도 있지만 그러한 신중한 계획은 드물다. 게다가 신중한 계획 이외에도 치료 종결의 성공은 협력치료의 효능과 결과, 비의료인 치료사와의 협력관계, 총체적인 치료목표, 재정자원 같은 다양한 기타 요인들에 달렸다. 슈퍼바이저는 레지던트들이 그러한 종결 문제들에 대한 사전 대책을 세우는 것을 돕는데 주요 역할을 한다.

종결기간 동안 치료자들 간의 소통은 매우 중요하다. 일례로 정신치료 혹은 약물치료의 신중한 사용은 다른 치료법을 종결하는데 도움을 줄 수 있다. 비의료인 치료사가 제공하는 정신치료는 약물치료 종결기간 동안 아주 큰 도움이 될 수 있다. 정신치료는 환자의 불안 완화에 도움을 주고 약이 없는 생활 적응에도 도움을 줄 수 있다. 약물치료의 계속적인 실행 또한 분리치료에서 비의료인 치료사가 정신치료 종결하는데 도움을 주거나 혹은 종결을 촉진시킨다.

레지던트는 정신치료 혹은 약물치료의 종결이 종종 어려울 수 있고 강력한 전이 및 역전이 현상을 유발할 수 있다는 걸 알고 있어야 한다. 특히 치료 종결이 환자 혹은 치료자에 의해 일방적으로 강행된 경우, 치료를 종결하지 않은 치료자는(정신과 의사든 비의료인 치료사이든) 환자와 치료를 종결한 치료자 사이의 해결되지 않은 문제점들을 해결해야 할 수도 있다.

약물치료 혹은 정신치료는 상호 동의 후에 환자와의 협력을 통해 종결되어야 한다. 종결은 또 다른 치료자와도 토론되어야 한다(예: 정신과 의사에 의해 약물치료 종결에 대해 비의료인 치료사에게 미리 알려야 하고 그 반대의 경우도 마찬가지다). Beitman (2003)이 언급했듯이 두 치료자는 다음 몇 가지 사항을 잘 알고 있어야 한다 : 1) 임상의들은 환자의 다른 치료자의 전문분야 지식을 존중해야 한다; 2) 어느 임상의든 분리치료를 종결할 수 있지만, 환자는 상호 동의하에 종결에 대해 충분히 그리고 적절히 통보를 받고 다른 임상의들에게 의뢰되어야 한다; 3) 임상의들은 될 수 있으면 어느 정도의 시간을 두고 두 치료를 종결할 것인지에 대해 토론해야 한다 (Beitman et al. 2003).

치료자는 순차적 종결에 대한 결정을 (두 치료법을 종결하도록 결정한 경우) 환자와 또 다른 치료자와 함께 혹은 따로따로 상의해야 한다.

> **역량** : 정신과 레지던트는 분리치료의 모든 단계에서 종결 사항들에 대해 고려하고 준비해야 한다.

약물치료 먼저 종결하기

정신과 레지던트들은 아마 약물치료를 먼저 종결하는 상황을 더 자주 경험하게 될 것이다 – 그들은 이 분야 의료 서비스 혹은 수련 프로그램을 떠나거나 혹은 성공적으로 약물치료 과정을 종결할 것이다. (예: 항우울제로 처음으로 우울증 발병한 환자를 6~9개월 치료, 혹은 벤조다이아제핀으로 직업관련 급성 스트레스 1개월 치료)

약물치료 종결에 대한 토론은 대개 약물치료 초기에 시작된다. 이러한 토론은 항정신성 약물 복용에 대한 환자의 불안감에서 시작되는 경우가 빈번하다. 비의료인 치료사가 약물치료를 위해 환자를 의뢰한 경우 환자는 자신의 질환이 정말로 심각해지고 있다고 인식하기 때문에(그러한 인식이 맞을 수도 있고 틀릴 수도 있음) 환자는 꽤 불안해할 수 있다. 부작용에 대해 질문하는 것 외에 많은 환자가 처음 묻는 말 중 하나가 "얼마나 오랫동안 이 약물을 복용해야 할까요?"이다. 이 질문에 정신과 의사들은 솔직하게 대답해 주어야 한다. 자신들이 그 답을 알지 못하거나 확신하지 못하더라도 정직하게 답해야 한다.

비의료인 치료사들이 환자에게 제공한 잘못된 인식이나 부주의하게 한 거짓 약속 때문에 토론이 복잡해질 수 있다. 치료사는 환자의 불안 완화를 위해 치료가 꽤 쉽고 치료 기간도 단기적일 것이라고 말할 수 있다. 환자가 약물치료를 위해 자신을 스스로 의뢰한 경우 비의료인 치료사는 의식적으로 혹은 무의식적으로 환자가 약물 혹은 정신과 의사에 대한 부정적인 전이 감정을 갖게 할 수 있다. (예: "당신은 약물을 떼지 못할지도 모른다."; "당신은 약물에 의존하게 될 것이다."; "이 약물에 의존하지 않으려면 너무 오래 복용하지 말아야 한다.")

치료와 치료 계획 세우기에 대한 초기 토론에서는 항상 각 치료법의 목표와 각 치료의 유형별로 가능한 최상의 종결시점을 논의해야 한다(Beitman et al. 2003). 이 토론은 (가능한 한) 특정적이고 분명해야 한다. 일례로 우울증이 처음 발병한 경우 약물치료 기간을 명확히 말하는 것은 비교적 쉬운 일이다. 환자는 관해(일반 표현으로 증상이 호전되기 시작하는 때)에 도달 후에도 6-9개월 동안 최대용량으로 항우울제를 계속해서 복용하게 될 것을 알고 있어야 한다. 증세가 호전되기 시작할 때부터 약물치료 지속 기간을 계산하는 문제는 중요하다. 완전 관해에 도달하는데 보통 2-3개월 걸린다. 환자는 완전 관해 도달 후 3개월이 지나면 확실히 치료를 중단하기에는 너무 이른 시기이지만 치료 종결을 재촉하기 시작할 수 있다. 이 정보를 비의료인 치료사에게도 통보하여 치료사가 치료 세션 중에 약물치료 중단에 대해서도 토론할 수 있게 해야 한다. 치료사가 협력적이라면 약물치료 종결과정에서 발생하는 다양한 문제들과 요소들에 대해 완전히 파악하고 있을 것이다. 이 해심이 있고 약물치료에도 관여하고 많은 정보를 알고 있는 치료사는 분리치료에서 약물치료 종결에 아주 큰 도움이 될 수 있다.

질환에 따라 그리고 다양한 요소들에 따라(질환의 만성, 심각성, 재발 여부; 약물에 대한 과거 반응과 지속; 가족력; 스트레스 여부; 기타) 약물치료 기간이 다양하게 제시된다. 많은 경우에서 약물 중단은 단순히 "내일부터 약을 드시지 않아도 됩니다."라고 말하고 바로 실행할 수 있는 간단한 과정이 아니다. 많은 향정신성 약물들은 서서히 복용을 중단해야 한다. 즉 일부 약물은 며칠에 걸쳐서 중단하고 일부는 몇 주에 걸쳐서 중단해야 한다(예: 고용량의 알프라졸람). 다제병용의 일반화로 약물 중단은 꽤 복잡한 일이 되었다. 항우울제, 기분 안정제, 수면제 등을 복용하고 있는 환자의 예를 살펴보자. 가장 먼저 중단해야 할 약물은 무엇인가? 두 번째로 중단해야 할 약물은? 한 번에 하나 이상의 약물을 중단해서는 안 된다. 몇 가지 약물을 중단하는 경우 환자에 따라 그 순서를 달리해야 하고 약물 중단에 관한 모든 일반적인 제언들은 각 약물에 따라 다르게 적용되어야 한다.

Gabbard (2004)가 제의했듯이, 환자가 치료를 종결할 준비가 되었는지 평가하는 것 또한 중요하다. Gabbard의 제안이 일차적으로 장기 정신역동적 치료 종결에 대한 준비에 관련된 것일 지라도 그의 제안을 일부 약물치료 사례에 적용하는 것이 유용할 수 있다. 대부분 정신질환의 약물치료 기간은 명확하게 미리 결정된 것이 아니라 결과에 따라 달라질 수 있다. 종결에 대한 환자의 준비 또한 약물치료 종결에 도움이 될 수 있다. 가족 구성원들이나 환자에게 중요한 다른 사람들로부터 환자의 현 상황에 대한 정보를 얻는 것은 아주 중요할 수 있다.

약물치료 종결 초기 계획은 이후 정신치료에 대한 토론 또한 포함해야 한다. 환자는 약물치료를 종결한다고 해서 반드시 정신치료도 중단되는 것은 아니라는 사실을 분명히 이해해야 한다.(레지던트는 우리가 현재 토론하고 있는 사항이 정신치료를 지속하면서 약물치료 종결이라는 것을 잊지 말아야 한다.) 마지막으로 초기 토론은 약물치료 종결 후 증상 재발과 후속치료 문제들을 포함할 수 있다. 그러나 이러한 문제들은 종결과정 동안 더 빈번히 다뤄질 수 있다.

Beitman과 동료(2003)를 비롯한 다른 전문가들은 최소한 3-6개월 앞서 치료 종결을 미리 선언할 것을 제안한다. Mischooulon과 동료(2000) 또한 치료 종결 선언을 위해 일반적으로 3-6개월의 기간을 제안한다. 그들은 또한 약물 처방자들의 긍정적 변화를 위해 몇 가지 제안을 한다. 이러한 제안들은 약물치료 종결을 위해 채택될 수 있다. 이러한 수정된 제안들은 약물치료 종결 후 일시적으로 증상이 악화할 수 있음을 환자에게 통보하는 것, 종결단계에서 환자가 방문할 때마다 치료 종결을 환자에게 상기시키는 것, 환자가 자신의 기분을 말로 표현할 수 있게 하는 것, 레지던트 교체 및 치료 종결을 위한 표준화된 규약 사용 등이다. (Mischoulon et al. 2000). Mischoulon (2000) 또한 정신과 의사가 교체되는 경우, 떠나는 정신과 의사와 종결하기 전에 새로운 정신과 의사를 먼저 만나는 것이 도움될 수 있다고 제안한다.

우리는 약물종결에 대한 토론에서 다음과 같은 임상적 사항들 또한 추가로 다뤄져야 한다고 믿는다.

1. 치료 중단 후 금단 증상(벤조다이아제핀뿐만 아니라 일부 선택적인 세로토닌 재흡수 억제제들과 기타 향정신성 약물들)뿐만 아니라 심리적 금단 증상 가능성. 이러한 증상들의 기간과 (예: 반감기가 긴 벤조다이아제핀은 중단 후 금단증상이 1-2주 후에 나타나지만, 알프라졸람의 금단 증상은 중단 직후 바로 나타날 수 있다) 금단증상 관리를 위한 계획 또한 토론에 포함되어야 한다.
2. 일부 약물 중단 기간이나(참고: 항우울제 중단에 관한 미국식품의약국의 최근 경고) 리튬 중단 후의 자살 충동 증가(예:Tondo et al, 1997)의 가능성.

3. 진료 후 금단증상, 재발증상, 자살 충동을 비롯한 기타 임상 문제들의 관찰 (정신치료를 계속하는 경우 이러한 관찰은 어렵지 않을 것이다). 특이한 증상이 발생하면 환자는 언제든지 가능한 한 빨리 레지던트에게 연락하도록 지시돼야 한다. 일부 레지던트들은 연락수단으로 이메일을 선호할 수 있다. (지침, Silk and Yager 2003)

4. 종결 후 (재발 우려를 알기 위하여) 가끔 환자에게 약물 검토 세

선을 제공할 가능성. 혹은 지리적, 시간상으로 허락하면 정신과 의사는 필요한 경우 앞으로 정신치료 세션에 참여할 수 있다.

5. 다양한 증상의 유발요인 피하기. 이것은 알코올 · 카페인 · 담배 기피 혹은 제한, 운동, 규칙적이고 충분한 수면 등을 포함하는 건강한 삶의 방식 유지를 의미한다.

레지던트들은 항상 자신들의 임상 및 정신치료 슈퍼바이저들과 종결 계획을 토론해야 한다.

> **역량** : 정신과 레지던트는 정신치료에 앞서 약물치료를 종결할 때 고려해야 할 특정 사항들을 나열할 수 있어야 한다.

또한, 비의료인 치료사와 모든 이러한 문제들을 간단히 토론해야 한다. 환자와 비의료인 치료사는 종결 기간에 모든 약물 관련 사항들이 레지던트와 함께 해결해야 한다는 것을 분명히 알고 있어야 한다. 환자는 레지던트에 대한 자신의 불만과 부정적인 전이 감정(예: "그 분이 저를 버렸습니다.") 혹은 레지던트와 약물에 대한 의존을(예: "그 분이 아주 그립습니다"; "저는 약 없이는 살 수 없습니다.") 치료사에게 표현할 수 있다.

치료 종결 후 경계문제들을 강조하는 것은 중요하다 (Malmquist and Notman 2001). 또한, 가능하다면 치료와 관련된 모든 이들에게 종결 후에는 어떤 약물도 처방되지 않을 것이라는 점을 분명히 해 두어야 한다 (Simon 2004). 또한, 레지던트들 종결은 진정으로 종결을 의미한다는 것을 이해해야 한다. 레지던트가 약물치료를 종결한 후에 현재 진행 중인 치료 문제들을 토론하는 것은 적절치 않다. 환자의 레지던트 혹은 일차 진료의가 교체된 후에 조언을 제공하거나 약물치료를 토론하는 것 또한 적절치 않다. 환자들은 레지던트에게 전화해서 새로운 임상의에 대해 불만을 표시하거나 혹은 약물 변경을 간청할 수도 있다. 이러한 토론들은 항상 새로 온 임상의에게 통보되어야 하며 비의료인 치료사 혹은 새로 온 의사에게 환자와 예전 레지던트 간의 이러한 접촉들에 대해 알리는 것 또한 적절할 것이다.

정신치료 먼저 종결하기

약물치료를 지속하면서 분리치료에서 정신치료를 먼저 종결하는 것 역시 빈번할 수 있다. 일례로 환자는 재발성 우울증 치료를 진행하는 동안 직업관련 스트레스 때문에 단기 정신치료를 받을 수 있다. 혹은 단지 어떤 정신치료도 시행하지 않고 환자와 치료사 모두 치료를 통해 이제는 얻을 게 없다고 느껴서 종결하기로 동의할 수도 있다. 그러나 우울증에 대한 약물치료의 필요성은 지속한다. 정신치료는 상호동의 하에 종결될 수도 있지만, 또한 다양한 환경적 요인 때문에 억지로 강행될 수도 있다. (미리 정해진 측정 횟수의 세션 종결 후 보험 적용 배제, 치료사의 이동 등) 레지던트는 분리치료의 정신치료 종결에 도움이 되지만 정신치료 종결에 직접적으로 관여하지는 않는다.

하지만, 레지던트는 자주 정신치료 종결 이후를 해결해야 하는 상황에 부닥칠 수 있다. 일례로 환자들은 정신치료 종결에 대한 부정적 감정이나 의심 혹은 자신들의 치료사에 대한 부정적 전이를 표현할 수 있다. 일부 환자들은 자신들의 치료사와 종결한 후 레지던트와 정신치료를 계속하려고 시도할지도 모른다. 때때로 환자들은 자신들의 정신과 의사들 상대로 부정적 전이현상을 보이거나 화를 내고 노골적으로 적대적이 된다. 또한, 그들이 치료사와 돈독한 관계를 형성하고 있을 때에는 정신치료를 중단하면서 약물치료를 계속하는 이유를 물을 수 있다. 정신치료 종결에 대한 환자의 부정적 기분 탓에 약물치료도 지속하지 못할 수 있다. 또한, 정신치료는 약물치료의 지속적인 실행에 중요한 역할을 한다(예: Pampallona et al. 2004). 일단 정신치료가 끝나면 환자들은 약물 복용을 거르거나 중단할 수 있다. 이것은 그동안 약물치료에 도움을 주었던 치료사를 더는 면담할 수 없기 때문일 수도 있고 혹은 종결에 대한 노여움과 부정적 전이 때문일 수도 있다.

정신치료 종결은 대체로 레지던트가 통제할 수 있는 사항이 아니다. 레지던트가 종결계획에 관여하거나 혹은 최소한 종결 계획에 대한 정보를 받는 것은 중요하다. 분리치료에서의 정신치료 종결은 신중하게 그리고 환자에 따라 다르게 계획되어야 한다. 치료기간은 치료 초기 동의에 따라 혹은 제3의 의료비 지불자에 강요로 미리 정해진 세션 횟수에 의해 결정되는 경우가 빈번하다. 정신치료 종결은 정신치료에서 논의될 뿐만 아니라 약물치료 세션 중에도 간단히 언급되어야 한다. 레지던트는 "당신이 정신치료를 곧 종결할 거라고 당신 치료사가 말하더군요. 치료를 끝내는 기분이 좀 어떠신지요?"라고 질문할 수 있다. 정신치료 종결 후 치료적 지지를 위해서 혹은 종결 후 치료 효과가 없어지는 것을 방지하기 위해 약물치료 세션들을 이용할 수도 있다.

통합치료에서와 마찬가지로 정신치료의 종결과정은 여러 가지 역전이 문제들을 유발할 수 있다. 레지던트는 약물치료를 과대평가하거나 치료사를 싫어할 수 있다. 레지던트의 역전이는 정신치료 종결의 적절한 계획과 실행을 방해할 수 있다. 레지던트는 적절한 종결을 승인하지 않을 수도 있고(Gabbard 2004) 정신치료가 레지던트 자신의 구원 환상을 강화시키기 때문에 비의료인 치료사와의 정신치료 종결을 너무 열정적으로 승인하거나 강요할 수 있다. 레지던트는 "걱정하지 마세요. 어쨌든 당신은 정신치료가 필요치 않아요." 혹은 "괜찮을 겁니다. 약물을 복용하고 있으니까 괜찮을 겁니다." 같은 부적절한 말들을 하지 않도록 해야 한다. 사실 레지던트는 자신들의 역전이가 심지어 비의료인 치료사와의 정신치료의 종결을 유발할 수 있다는 것을 잘 알고 있어야 한다.

레지던트는 자신들의 필요를 위해 환자를 계속 붙잡고 있을 수도 있고(Gabbard, 2004) 무의식적으로 그 밖의 다른 사람과 함께 환자의 치료를 방해할 수 있다. 레지던트들은 항상 정신치료 종결을 슈퍼바이저와 논의해야 하며 이것은 심지어 그들이 정신치료 종결 계획 및 실행에 직접적으로 관여하지 않을 때도 마찬가지다. 치료사에 대한 부정적 감정이나 치료사와의 갈등은 가능한 한 빨리 지도감독 하에서 해결되어야 한다. 수련 프로그램에서는 될 수 있으면 각각의 치료자가 – 레지던트와 비의료인 치료사 – 자신들의 특정 슈퍼바이저에게 갈등 사항들을 제기하면, 슈퍼바이저는 모든 관련자와 함께 그러한 갈등사항을 해결하도록 시도한다. 오직 레지던트의 슈퍼바이저만을 참여시킴으로써 영향력을 확보하려는 시도는 부적절하고 대체로 비생산적이다. 비의료인 치료사들은 당연히 조종 당하거나 공격당했다고 느껴서 해결을 위한 협력을 거부할 수도 있다. 결국, 환자가 그러한 갈등으로 피해를 입는다.

정신치료 종결은 또한 경계를 흐리게 할 수 있다. Gabbard (2004)는 정신치료 종결 과정에서 환자와 치료사 간의 경계가 불명확해질 수 있다고 이야기하였다. 그러나 이러한 경계의 불분명해짐은 약물치료 과정 또한 확대할 수 있다. 환자들은 레지던트에게 치료사에 관한 질문들을 하고 레지던트에게 치료사에게 연락하도록 요청할 수 있다. 환자는 정신과의사와 함께 치료사를 위한 선물을 남기려고 할 수도 있다. 환자는 심지어 레지던트에게 정신치료 종결에 개입하여 종결을 중단시켜달라고 요청할 수도 있다. 레지던트는 이러한 경계 문제들이 발생할 가능성을 인식하고 있어야 한다. 일부 환자들은 또한 정신치료가 끝난 후에 레지던트에게 치료사와의 경계위반이 발생했다고 밝힐 수 있다. 이러한 사항들은 적절히 구조화된 방식으로 개인에 따라 다르게 제기되어야 하며 적절히 지도감독 되어야 한다. 레지던트들은 심각한 경계위반들이

(예: 환자와의 감정적 혹은 성적 관계) 여러 기관들(예:전문직 종사자 조직들의 윤리 위원회, 법률기관, 치료사의 슈퍼바이저, 병원의 경영진)에 보고될 수 있으며 레지던트들은 그러한 경계위반을 보고하도록 요구받을 수도 있다.

분리치료의 정신치료 종결은 미리 잘 계획되고 다음 세 명의 당사자들, 즉 환자, 치료사, 레지던트 등과 관련 있다. 정신치료 종결 계획의 일부 지침들은 아래에 나열되어 있다.

1. 정신치료 종결은 미리 체계적으로 계획되고 공표되어야 하며 레지던트 또한 종결계획을 처음 수립할 때부터 알고 있어야 한다.
2. 정신치료 종결에 대한 환자의 기분, 걱정, 전이, 반응 등을 정기적으로 검사, 토론하고 해결해야 한다. 몇 번의 종결 세션에서 환자가 종결에 대한 자신의 심정을 말로 표현하도록 적극적으로 지지해야 한다.
3. 레지던트는 정신치료 종결 기간에 치료 효과 소멸 가능성, 행동화, 증상 재발, 자살 충동 발생 등을 주의 깊게 살펴봐야 한다.
4. 정신치료 종결 기간에 여러 가지 증상 관리와 치료 효과 소멸 예방을 위해 종종 약물이 조절되거나 첨가된다. 그러나 이러한 것들의 임시적인 방편이라는 것을 분명히 해야 한다.
5. 원래 처방된 치료 계획 지속을(예: 약물치료 지속) 위한 더 많은 관심이 권장된다.
6. 정신치료 종결 기간에 환자에게 가능할 때마다 스트레스 유발 요인을 피하도록 지시해야 한다.

7. 레지던트는 정신치료 종결 기간에 경계가 불분명해질 가능성과 이러한 점이 약물치료까지 확대될 수 있다는 것을 인식하고 있어야 한다.
8. 정신치료 종결 기간에 레지던트와 비의료인 치료사 간의 소통이 활발히 이루어져야 한다.
9. 레지던트는 약물치료 도중에 발생할 수 있는 정신치료 종결 사항들 해결을 위해 항상 슈퍼바이저에게 적절한 지도감독을 구해야 한다.

> **역량** : 정신과 레지던트는 약물치료에 앞서 정신치료를 종결할 때 고려해야 할 특정 사항들을 나열할 수 있어야 한다.

정신치료와 약물치료 동시종결

분리치료에서 약물치료와 정신치료의 동시종결은 아마 드물 것이다. 여러 가지 상황과 강압에 의해 발생할 수도 있지만 그러한 상황들은 대체로 치료 과정과 무관한 것들이다. 일례로 환자가 이사를 하게 될 수 있고, 제3의 진료비 지불자가 치료 종결 혹은 다른 임상의 혹은 시설로 환자의 이동을 강요할 수도 있으며 환자를 치료하는 병원이 환자의 보험을 받지 않을 수도 있고 혹은 병원이 문을 닫을 수도 있다. 때때로 환자가 치료에 나타나지 않아 약물치료와 정신치료의 어쩔 수 없이 동시 종결되기도 한다. 그럴 때, 환자는 치료를 종결하는 것이 아니라 그만두는 것이다. 치료자들은 "대체 무엇이 잘못된 것인가?"하는 질문을 하게 되고 이러한 질문은 레지던트와 치료사 간의 토론이나 지도감독을 통해 해결될 수도 있다.

분리치료에서 약물치료와 정신치료의 동시종결은 두 가지 치료법의 종결과 유사한 감정들을 유발할 수 있다. 환자는 화를 내고 격분하고 버려졌다고 느끼거나 혹은 참담해하고 무력감을 느끼며 절망할 수 있다.

약물치료와 정신치료의 동시종결은 약물치료와 정신치료 종결에 대한 권고사항들의 결합을 요구한다(외부의 힘이나 시간이 허용하면). 하지만, 동시종결로 발생할 수 있는 많은 곤란한 문제들과 어려움 때문에 가능하면 동시종결을 피할 것을 권한다. 대신에 우리는 본 장에서 논의한 대로 치료종결 순서가 개인에 따라 다르고 모든 당사자, 즉 환자, 레지던트, 그리고 치료사 모두가 치료 종결 순서결정에 관여하는 순차종결을 권한다.

환자 이동, 보험 거부 혹은 병원폐업 때문에 동시종결을 하게 될 때는 적절한 의뢰가 필요하다. 환자는 환자의 보험을 받아주는 근처 클리닉으로 의뢰될 수 있다. 레지던트는 필수적인 전화통화나 편지를 포함하여 의뢰를 적절히 해야 한다. 환자가 이사했을 때 환자의 의뢰를 받아줄 적절한 병원을 찾는다는 것이 항상 가능한 것은 아니다. 이사한 지역의 보험 대리인을 찾거나 전화번호부에서 여러 병원을 찾아보거나 지역 대학이나 혹은 정신과 기관에 연락한다. 주 정신과 협회를 비롯한 기타 기관들은 환자의 의뢰를 받아

줄 병원을 찾는 데 꽤 도움이 된다. 레지던트는 환자의 새로운 병원에 자신이 아는 사람이 있거나 동료가 있으면 환자 의뢰 시 직접적인 도움을 줄 수 있다. 레지던트는 환자의 병원 교체를 촉진하고 환자가 현재 받고 있는 치료를 계속 받을 수 있도록 해야 한다. 이것은 정신병, 우울증, 양극성 장애, 특정 유형의 인격장애, 물질사용장애 및 의존 같은 특정 종류의 심각한 정신과 질환을 앓고 있는 환자들은 특히 그렇다.

정보공개와 관련해서는 환자의 적절한 서면허가를 받은 후 다른 치료자들에게 제공되어야 한다(Simon 2004).

분리치료에서 동시종결은 또한 정신과 의사와 환자 간의 그리고 치료사와 환자 간의 종결 후 경계문제 해결이 필요하다 (Malmquist and Notman 2001). 경계 침범의 가능성과 경향은 종결 기간 증가한다. 경계침범은 값비싼 선물수락에서부터 감정적, 성적 관계까지 다양할 수 있다. 적절한 경계선에 대한 토론은 항상 종결계획에 포함되어야 한다.

결론

치료를 종결했다고 해서 치료가 영원히 끝난 것은 아니다. 종결 이후에도 재발하면 환자는 레지던트나 치료사 혹은 두 치료자 모두에게 반드시 연락하도록 해야 한다.

경계선 인격장애와 B형 인격장애가 있는 환자들에게 있어 치료 종결은 특히 어려운 문제다. 레지던트가 근무하는 클리닉에서 레지던트 교체는 이러한 사례들에서의 종결과정으로 여겨지고 또 그렇게 처리되어야 한다.

정신치료 혹은 약물치료는 임상적인 이유 때문에 종결되거나(예: 약물이 필요 없다. 다른 레지던트가 치료를 맡는다.) 치료자(한 명 혹은 두 명 모두) 간의 협력이 제대로 이루어지지 않아서 특정 환자 치료를 다른 치료자와 같이 실행하고 싶어 하지 않을 때 종결될 수도 있다. 이러한 종류의 종결은 적절한 시간 여유를 두고 통보되어야 하며(교체할 치료자를 구할 수 있도록) 적절한 토론과(Gabbard 2001, p.89) 레지던트와 슈퍼바이저 간의 신중한 지도 감독하에 실행되어야 한다.

환자는 치료를 종결하는 임상의를 비난하거나 계속 치료를 담당할 임상의가 모든 치료를(예: 두 치료법) 맡게 하려고 시도할 수도 있다. 자살, 자해를 비롯한 기타 행동화 위협은 한 가지 혹은 두 가지 치료법의 종결 과정에서 발생할 수 있고 남아 있는 임상의에게는 어렵고 걱정되는 임상문제가 될 수 있다. 게다가 치료를 종결하는 치료자에 대한 여러 가지 비난을 남아 있는 치료자에게 폭로할 수 있다. 우리는 환자들이 "자신에 관해 그렇게 많은 이야기를 해주고서는 이제 나를 포기하려고 합니다."; "우리는 정말 친했었는데 어떻게 저를 포기할 수가 있지요." 같은 말을 하는 것을 자주 보았다. 이러한 비난들은 후속 세션에서 적절히 그리고 아주 신중하게 처리되어야 한다.

치료과정 전체에서 그렇듯이 경계선 인격장애 환자들의 치료법 종결을 위해 아주 엄격한 제한이 가해져야 한다. 종결은 바로 치료 종결을 의미함으로 종결과정이 끝나거나 치료자가 교체된 이후에는 더 이상의 접촉이 이루어져서는 안 된다는 것을 분명히 해야 한다. 환자는 아주 수완이 좋다는 것을 명심해야 한다. 일례로 우리 병원의 한 환자가 새로운 레지던트에게 재배정된 이후에 치료를 종결한 레지던트를(전임의 과정을 밟기 위해 다른 주로 이사한) 찾아내어 전화해서 다양한 요구들을 하기 시작했다.

역량 : 정신과 레지던트는 정신치료와 약물치료를 동시에 종결할 때 고려해야 할 특정 사항들을 나열할 수 있어야 한다.

제 3 부

평가, 모니터링 그리고 지도감독

10장

통합치료와 분리치료의 평가, 모니터링, 지도감독

앞의 9장에서 우리는 통합치료와 분리치료를 계획하고 시행하는데 필요한 기술을 습득하는 방법에 대해 토론했다. 하지만, 교육이 잘 이뤄지고 있으며 레지던트가 통합치료와 분리치료를 능숙하게 시행하는데 필요한 지식과 기술을 잘 습득하고 또한 잘 시행하고 있다는 것을 어떻게 알 수 있을까? 때문에 이러한 교육과정에 있어 레지던트의 향상 정도를 제대로 지도감독하고 모니터링하고 평가해야 한다. 또한 이렇게 습득된 역량은 적절히 문서로 기록할 수 있어야 한다. 그 이유는 수련심사위원회의 목적 때문이 아니라, 문서화로 인해서 수련프로그램의 교육과정을 적절히 구조화할 수 있고, 변화, 개선, 정정이 필요한 여러 결함들을 해결할 수 있기 때문이다.

Scheiber와 Kramer (2003, p. 4)가 이러한 부분에 대하여 "역량이 있느냐 없느냐 식의 명제가 아니다. 역량은 지식표현과 임무수행을 통해 차등적으로 평가된다. 역량의 평가 단위는 정도(degrees)이다. 의학적 역량의 측정은 어렵다. 역량이 된다는 평가를 받으려면 의사는 정확히 무엇을 얼마나 많이 알아야 할까?" 라고 언급한 바 있다.

역량을 갖추고 있다는 것은 무엇을 의미하는가?

첫 번째 질문은 역량을 갖추고 있다는 것은 무엇을 의미하는가 하는 것이다. 일반적으로 역량을 갖춘다는 것은 자격을 갖추고, 유능하며 "필요한 혹은 충분한 능력과 자질들을 지니고 있다는 것을 의미한다. (Merriam-Webster's Collegiate Dictionary 2003)" 그것은 또한 특정 활동을 시행할 자격을 갖추고 있거나 그러한 활동을 실행하기에 적합하다는 것을 의미한다. 역량을 갖추기 위해서는 특정 수준의 전문 지식이 필요하지만, 전문가가 되는 것과 같은 수준이 필요한 것은 아니다. 대부분 교육자들은 역량을 갖추고 있다는 것이 초보자 혹은 아마추어와 전문가의 중간 정도 수준의 기술을 습득하는 것을 의미한다고 강조한다. 규정 · 교육 · 평가 능력(능력들)의 개념은 일반 의학과 정신의학에는 새로운 개념이다. 특정 부분을 시행할 역량이 있다는 것이 정확히 무엇을 의미하는지는 학계에서 의견의 일치를 보이고 있지 않지만, 그 의미에 대한 조작적 정의가 서서히 발전하고 있다. 통합치료 혹은 분리치료에서 역량을 갖춘다는 것은 두 가지 중요한 치료법을 통합하고 병용할 수 있는 자격, 지식, 기술을 갖추고 있다는 것을 의미한다. 그것은 또한 이 두 치료법을 따로따로 제공할 수 있는 지식과 기술을 갖추고 있다는 것을 의미하기도 한다. 게다가 분리치료에서 역량을 갖춘다는 것은 다른 전문가들과(비의료인 치료사) 협력할 기술과 능력을 갖추고 있다는 것을 의미한다.

약물치료와 정신치료 역량의 기준과 영역의 결합

정신과 수련심사위원회를 포함하여 역량 평가를 연구하는 대부분의 저자와 연구 단체들은 여러 가지 정신치료 중 세 가지 영역, 지식, 기술, 태도에 중점을 둘 것을 제안한다.

우리는 독자들에게 약물치료와 정신치료 병용 역량 문제들을 요약하는 두 가지 방법들을 제시하기로 했다. 첫째 우리는 통합치료 혹은 분리치료와 관련해서 제안, 역량, 기준들 혹은 영역들 리스트를 제공한다. 그러한 영역들은 이 책에 나열되어 있다. 둘째, 세 가지 영역, 지식, 기술, 태도에 따라 역량 문제들을 요약하였다. 평가서 작성을 위해 이보다 더 간단한 요약문이 사용될 수도 있다.

이 책의 토론과 관련된 제안 역량 기준들

통합치료와 관련된 역량 기준들

1. 정신과 레지던트들은 입원환자와 외래환자의 정신치료와 약물치료를 위하여 자신이 속한 병원의 환자분류 시스템에 대해 인식을 하고 있어야 한다.

2. 환자들에게 분리치료와 통합치료 중 어떤 치료를 제공할 것인지에 대한 결정에 영향을 미치는 많은 요인이 있는데 정신과 레지던트들은 이러한 환자의 정보를 알아내는 능력을 갖춰야 한다.

3. 정신과 레지던트는 왜 환자가 정신과적 평가(잠재적으로 약물과 정신치료)를 받으러 왔는지를 질문할 수 있는 능력을 보여주어야 한다.

4. 외래환자와의 첫 세션에서 정신과 레지던트는 환자의 요구와 문제점들을 탐색하기 위해 의사-환자 관계를 형성하고 신뢰할 수 있고 정감 있는 환경을 조성하는 능력을 보여주어야 한다.

5. 평가단계에서 정신과 레지던트는 환자의 질환들을 생물정신사회적으로 이해하고 문제 리스트를 개발하고 환자와 함께 치료목표를 설정하고 환자의 문제들의 우선순위를 정하는 능력을 발휘할 수 있어야 한다.

6. 정신과 레지던트들은 환자에 대한 자신의 평가에 기초하여 약물치료와 정신치료의 적절한 병용을 선택할 수 있어야 한다.

7. 정신과 레지던트는 치료법의 선택과 그러한 선택을 하게 된 이유를 환자와 토론하고 환자에게 설명할 수 있어야 한다.

8. 정신과 레지던트는 치료 초기에 효과적인 치료적 동맹을 형성할 수 능력을 보여줄 수 있어야 한다.

9. 정신과 레지던트는 약물(혹은 다른 의학적 치료)과 정신치료의 순서 결정과 관련 있는 문제들을 올바르게 이해하는 능력을 보여줄 수 있어야 한다.

10. 정신과 레지던트는 환자의 치료를 유지하고, 순응하게 하는데 중요한 요인들에 관한 지식을 표현할 수 있어야 한다.

11. 정신과 레지던트들은 환자와의 치료 종결에 도움이 되는 요소들을 설명할 수 있어야 한다.

12. 정신과 레지던트는 약물치료와 정신치료 모두를 제공했을 때 환자와 약물치료를 종결하는 기술과 지식을 보여줄 수 있어야 한다.

13. 정신과 레지던트는 환자에게 약물치료와 정신치료 모두를 제공했을 때 정신치료를 종결하는 기술과 지식을 보여줄 수 있어야 한다.

14. 정신과 레지던트는 약물치료와 정신치료 모두를 제공했을 때 환자와 약물치료와 정신치료를 동시종결 하는 기술과 지식을 보여줄 수 있어야 한다.

분리치료와 관련된 역량 기준들

1. 정신과 레지던트는 어떤 상황에서 분리치료가 환자에게 가장 적절한지를 결정하고 이러한 사항들을 환자에게 전할 수 있어야 한다.

2. 정신과 레지던트는 분리치료에서 자신의 역할을 결정하고 환자, 의료기록, 의뢰 치료사, 다른 임상가들, 가족들, 그리고 기타 정보 출처들로부터 적절한 정보를 얻을 수 있는 능력을 보여줄 수 있어야 한다.

3. 정신과 레지던트는 사례를 잠재적으로 재구성할 수 있는 능력을 개발해야 한다.

4. 정신과 레지던트는 정신치료와 약물치료가 모두 제공될 때 정신치료를 종결하는 최상의 방법을 보여주어야 한다.

5. 정신과 레지던트는 약물치료 상담을 요청하는 다양한 역동적, 생물학적 이유를 이해할 수 있어야 하며 또한 적절한 정보들을 수집하고 그러한 정보에 근거한 진단 및 치료계획을 세울 수 있어야 한다.

6. 정신과 레지던트는 외부 치료사 혹은 의사에 의해 의뢰되거나 스스로 자신을 의뢰한 환자의 초기 평가에서 해결되어야 하는

여러 문제를 결정할 수 있어야 한다.

7. 정신과 레지던트는 분리치료 중인 환자 수와 복잡하고 시간 소모적인 그러한 환자 평가 및 치료 간의 균형을 맞출 수 있어야 한다.

8. 레지던트는 분리치료에서 자신의 역할, 즉 책임, 구조, 의무를 분명하게 말하고 이해할 수 있어야 한다.

9. 정신과 레지던트는 분리치료를 받을 환자들에 대한 종합적인 정신과적 평가를 이해하고 실행할 수 있어야 한다.

10. 정신과 레지던트는 약물을 안정하게 처방하기 위해 충분한 정보를 수집할 수 있어야 한다.

11. 정신과 레지던트는 첫 진료에서의 약물 제공을 적절한 판단으로 만드는 요인들을 결정할 수 있어야 한다.

12. 정신과 레지던트는 환자의 치료팀 구성원들에게 레지던트가 어떤 치료와 약물을 권하고 제공하는지 알게 되리라는 것을 보여줄 수 있어야 한다.

13. 분리치료에서 정신과 의사는 언제 약물을 처방하지 않을 것인지 결정해야 한다.

14. 정신과 레지던트는 분리치료에서의 유지 문제들이 종결 문제들 또한 포함한다는 것을 이해하고 있어야 한다.

15. 정신과 레지던트는 분리치료의 모든 단계들에서 종결 사항들에 대해 고려하고 준비해야 한다.

16. 정신과 레지던트는 정신치료에 앞서 약물치료를 종결할 때 고려해야 할 특정 사항들을 나열할 수 있어야 한다.

17. 정신과 레지던트는 약물치료에 앞서 정신치료를 종결할 때 고려해야 할 특정 사항들을 나열할 수 있어야 한다.

18. 정신과 레지던트는 정신치료와 약물치료를 동시에 종결할 때 고려해야 할 특정 사항들을 나열할 수 있어야 한다.

약물치료와 정신치료의 병용에 대한 역량 영역

(우리는 역량영역, 지식, 기술, 태도를 미국 정신과 레지던트 수련과장 협회(The American Association of Directors of Psychiatry Residency Training)가 개발한 정신치료와 약물치료의 병용에 대한 토대로 사용했다; Sargent et a;.2001.)

지식

수련 마지막에 정신과 레지던트는 다음과 같은 이해와 지식을 보여주어야 한다.

1. 정신치료에 약물치료를 추가하거나 약물치료에 정신치료를 추가할 때 고려해야 하는 진단 및 임상 상태.

2. 정신치료와 약물치료의 다양한 병용 방법과 접근법들 (예: 통합치료와 분리치료).

3. 정신치료와 약물치료의 추천을 위한 특정 지시사항과 특정 정신치료와 약물을 추천한 이유.

4. 정신치료와 약물치료의 병용이 가지는 잠재적 시너지효과와 상반효과.

5. 약물을 복용한다는 사실이 환자에게 많은 심리적, 사회문화적 의미들을 줄 수 있다는 사실

6. 병용치료를 할 때 정신치료를 제공하게 되는 정신건강 분야 종사자들의 배경, 교육, 수련

7. 약물을 처방하는 사람과 정신치료를 제공하는 사람의 맥락에서 법의학 및 정신치료의 사항들 : 비밀보장, 충분한 고지 후 동의, 협력

8. 추가 기술 개발을 위해 약물치료와 정신치료의 병용에 대한 지속적인 교육의 필요성 이해

기술

수련 마지막에 정신과 레지던트는 다음과 같은 기술을 습득하고 보여줄 수 있어야 한다.

1. 약물치료와 정신치료 모두 경시되지 않게 하면서 (차례로 혹은 동시적으로) 통합 혹은 분리치료의 필요성을 평가하고 권유하고 실행하기 위해 환자의 병력 및 기타 임상적으로 관련 있는 정보들의 생물학적, 심리적 측면들을 통합한다.

2. 공감적이고 해석적인 말을 통하여 정신치료 구조의 맥락에서 약물에 대한 평가를 완성한다.

3. 환자와 약물치료와 정신치료의 지속을 증진하는 적극적 동맹을 형성한다.

4. 환자에게 있어 약물의 의미가 약의 효능에 상당한 영향을 끼친다는 것을 이해하고 환자가 가지는 약물의 심리적, 사회문화적 의미를 평가하는 법을 학습한다.

5. 약물처방의 잠재적인 정신역동적 사항들을(저항, 순응, 이행 대상(transitional object)) 올바로 인식한다.

6. 약물이 좀 더 효능을 발휘하도록 처방하기 위해 위약효과를 이용한다.

7. 각 치료법의 한계를 이해하면서 선택된 치료법을 보완할 수 있는 방식으로 약물에 대한 정신교육 제공한다.

8. 약물치료의 계획을 지속하지 않게 하는 심리적 요인들을 식별하고 해결한다.

9. 약물에 대한 저항을 줄이고 적절한 경우 약의 사용을 빨리 하도록 약물을 처방하면서 전이, 역전이, 기타 정신치료 기술들 사용한다.

10. 환자의 상태를 모니터하고 필요한 경우 약물치료 혹은 정신치료법을 수정한다.

11. 약물치료 및 정신치료 개입 시기의 중요성을 인식하고 및 평가한다.

12. 약물 처방이 정신치료를 강화시키거나 방해하는 방법과 정신치료가 약물치료를 강화 혹은 방해하는 방법들을 인지한다.
13. 환자와 자신의 정동을 인지하고 식별한다.

14. 현 상황에 근거하여 자살 충동이 처방 약물과 관련이 있는지 평가한다.

15. 통합치료와 분리치료 모두에서 종결과정을 관리할 수 있는 능력을 갖춘다.

16, 레지던트와 정신과 의사 간의 환자의 분리를 인식하고 적절한 방식으로 해결한다.

17. 비의료인 치료사와 정기적으로 사례를 토론하고 효과적으로 협력한다.

태도

정신과 레지던트는 다음과 같은 태도를 보여주어야 한다.

1. 공감, 존중, 비심판적이고 협력적인 태도, 모호함에 관대하고 약물치료와 정신치료 병용치료의 효능에 대한 확신을 보여주는 능력.

2. 치료적 관계 내에서 발생한 사회문화적, 사회경제적, 교육적 문제들에 대한 민감함.

3. 슈퍼바이저와 정직하고 수용적인 교육관계를 형성하고 정신치료에서의 지도감독에서 논의된 자료들을 통합하는 능력.

4. 통합치료와 분리치료의 개별적인 요소들이 전 치료 과정을 형성하고 독립적인 부분으로 나뉠 수 없다는 것 이해.

5. 변화에 대한 장애물을 인지하고 그러한 장애물을 해결할 방법을 이해하는 능력

6. 자신의 요구에 앞서 환자의 요구를 우선시하는 윤리적 헌신 (Gabbard 2004).

7. 치료 세션의 녹음, 촬영, 혹은 직접 참관 허용

평가와 측정도구

이용할만한 공인된 평가도구는 아직 없다. 다만, 우리는 평가도구 혹은 평가서가 레지던트의 역량 발달 정도를 반영하기 위해 세 가지 영역에(지식, 기술, 태도) 기초해야 한다고 권한다. 일례로 평가서는 특정 지식, 기술, 혹은 태도가 막연한 상태, 형성되는 상태, 형성된 상태, 발달한 상태 중 어디에 속하는지 나타낼 수 있다. 평가서는 몇 가지 사례에 대한 요약서로 기능하는 혼합양식일 수도 있고(보기: 아래의 "필요 요건과 최적 경험") 혹은 역량 수련이나 평가를 위해 사용되는 각각의 사례 특정양식일 수도 있다.

우리는 또한 지도감독 시간과 환자 진료일지를 만들도록 권유한다. 우리는 역량 있는 슈퍼바이저들이 지도감독일지, 환자 진료일지, 평가서 등을 기록하는 것이 아주 유용하고 또한 바람직하다는 것을 알게 되었다. (보기: 아래의 "필요 요건과 최적 경험").

평가서는 역량 사례들을 지도감독하는 동안 지침으로 사용되어야 한다 (보기: 아래의 "필요 요건과 최적 경험").

각 프로그램은 또한 (통합 혹은 분리) 약물치료와 정신치료의 병용에(통합 혹은 분리) 대한 역량 평가의 횟수를 결정해야 한다(예: 3개월마다, 특정 사례 종결 때마다, 복합 혹은 사례 특정 양식이 사용되었는지에 따라).

약물치료와 정신치료의 병용 평가를 위해 사용될 수 있는 다른 도구들로는 비디오테이프, 오디오테이프, 직접관찰, 사례 연구에서 프레젠테이션, 기록집 등이 있다.

필요 요건과 최적 경험

지도감독을 하고 적절히 평가해야 하는 (통합 혹은 분리) 약물치료와 정신치료 병용 역량 사례 최적의 수는 규정하기 어렵고, 치료할 적절한 환자의 유무와 다른 정신치료 역량을 위한 프로그램 규모 요건 같은 몇 가지 요인들에 따라 결정된다. 레지던트는 수련 동안 될 수 있으면 지도감독이 적절히 이루어지고 평가되는 정신치료와 약물치료 병합사례들을 적어도 6건은 마쳐야 한다. 또한 최소한 3건의 통합치료와 3건의 분리치료를 성인 정신과적 수련 기간 끝내야 한다.

레지던트들은 약물치료와 정신치료의 병용사례를 꽤 일찍 경험하는데 일부 레지던트들은 수련 2년차에 처음 접하기도 한다. 빨리 수련하는 것은 소아와 청소년, 자살 수련을 계획하고 있는 레지던트에게 특히 중요하다. 그 이유는 그들이 소아와 청소년, 자살 수련을 받으려면 수련 3년 차 말에 성인 정신과 프로그램의 모든 부분을 마쳐야 할지도 모르기 때문이다. 가장 이상적으로는 병용 사례들이 2년차, 3년차, 4년차에 두루 흩어져 있으면 좋을 것이다.

약물치료와 정신치료를 병용하여 환자를 치료하는 최적 혹은 최고의 환경은 없다. 이러한 치료법 수련을 위해 입원환자와 외래환자를 활용해야 한다. 그럼에도, 레지던트 수련 중 외래환자 치료에 역점에 두는 해가 가장 적절한 환경을 제공해 줄 것이다. 그 이유는 병용치료가 전체적으로 실행될 수 있기 때문이다.

약물치료와 정신치료의 병용치료에서 환자를 선택하는 특정 기준은 없다. 각 환자는 자신이 약물치료와 특정 정신치료 병용요법에 적절한지 알아보기 위해 개별적인 평가를 받아야 한다. 레지던트들은 이러한 선택과정에 관해 임상 슈퍼바이저에게 자문해야 한다. 그러나 약물치료와 정신치료 병용에 대한 역량 수련 사례로 정신병이나 급성조증의 급성악화를 보이는 환자는 선택하지 말아야 한다.

지도감독 : 누가, 언제, 그리고 어떻게

적절한 지도감독은 임상 교육의 중요한 부분이다. 그러한 적절한 지도감독, 적절한 관찰, 훌륭하고 유능한 슈퍼바이저, 적절한 평가수단은 무엇인가? 하는 질문이 있을 수 있다. 수련심사위원회는 매주 최소한 12시간의 개별적인 지도감독을 의무화하고 있다. 그러나 다양한 정신요법 중 5가지 핵심 분야에 대한 역량을 갖추기 위해서는 사실 그보다 더 많은 지도감독 시간이 요구될 수도 있다. 우리는 역량별 슈퍼바이저를 달리할 것을 주장한다. (참고: 본 섹션 아래). 이를 위해서는 수련 프로그램이 계속해서 2시간의 지도감독 시간을 유지하는 경우 레지던트가 어떻게든 조절을 해서 5개의 지도감독을 2시간 이내로 맞춰야 한다. 많은 레지던트 프로그램들이 더 많은 지도감독 시간을 제공하고 있는데 이것은 종종 정규시간 이외에 시간을 추가했기 때문에 가능하다. 그러나 추가 지도감독 시간이 더해진다 해도 매주 모든 정신치료 및 임상문제들을 고려할 때 충분한 시간이 아니다. 레지던트들과 슈퍼바이저들은 매주 특정 정신치료의(인지행동치료, 정신역동적 치료, 등) 지도감독을 위해 만나지는 않기로 했을 수도 있다. 그들은 한 주 동안 특정 치료법들을 지도감독하고 그 다음 주에는 또 다른 치료법들을 지도감독하기로 했을 수도 있다. 일부 정신치료는 항상 지도감독이 필요하지 않을 수 있다. 일례로 레지던트는 단기 정신치료 요건들을(예: 두 사례를 끝냄) 달성했을 수 있고 따라서 단기 정신치료에 맞춘 지도감독은 더 이상 필요가 없게 된다. 그러나 지도감독은 꽤 정기적으로 그리고 빈번하게 이루어져야 한다.

우리는 직원 인사배치 측면에서 가능하기만 하다면 수련 프로그램들이 각 특정 정신치료 역량에 어느 정도의 전문기술을 가진 특정 슈퍼바이저에게 위임할 것을 권고한다. 이것은 슈퍼바이저가 두 분야에 전문지식을 갖추고 있으면서도(단기 정신치료와 정신역동적 정신치료) 한 분야 이상의 지도감독을 담당할 수 없다거나 혹은 담당하지 말아야 한다는 것을 의미하지는 않는다. 그러나 슈퍼바이저가 한 분야 이상을 지도 감독하는 경우, 분야별 특정 지도감독 시간을 할애해야 하며 서로 다른 분야에 대한 지도감독이 한꺼번에 이루어지는 일이 없도록 해야 한다.

(통합 혹은 분리) 약물치료와 정신치료의 병용 역량을 지도감독하도록 선정된 사람들은 경험이 많고 약물치료, 최소한 한 가지 정

신치료법, 병용치료에 정통한 임상지향적인 정신과 의사들로 다른 정신건강 종사자들을 지도하고 협력할 수 있는 이들이어야 한다. (알림: 수련심사위원회는 또한 "임상심리사. 정신과 간호사들, 사회복지사, 환자치료를 담당하는 기타 전무직 종사자들과 보조 정신건강 인력들과의 지도감독 하에 적극적인 협력"을 요구한다). 슈퍼바이저들은 역량이 있다라는 것이 반드시 전문가가 되야한다는 것은 아니라는 점을 기억해야 한다.

적절한 개별적인 지도감독은 정신치료와 약물치료 병용 역량의 세 영역, 지식, 기술, 태도를 포함해야 한다. Gabbard(2004)가 지적했듯이 다른 역량 평가 수단들이 있다(사례 기록문, 사례 연구에서의 프레젠테이션, 필기시험, 구술시험, 비디오테이프, 직접관찰, 오디오테이프 녹음, 개별적 지도감독 등). 슈퍼바이저는 레지던트를 평가하는 이러한 평가방법들을 개별적으로 사용할 수도 있고 결합하여 사용할 수도 있다. Gabbard(2004)가 강조하듯이, 그러한 평가수단들은 모두 장점과 단점이 있다. 그러나 시간이 흘러도 여전히 개별적인 지도감독이 세 가지 역량 영역을 광범위하게 평가하는 데 있어 가장 유용한 방법인 것 같다. 역량을 평가하는 가장 최신 방법인 인터넷 기반 시험은 아직 걸음마 단계이어서 현재로서는 인터넷 기반 시험을 이용하여 약물치료와 정신치료의 병용요법을 평가할 수 없다. 그러나 우리는 그러한 시험이 가까운 미래에 개발되리라고 확신한다.

차트 검사와 360도 평가(슈퍼바이저, 협력적인 비의료인 치료사, 환자, 환자 가족, 동료들, 하급직원 등 여러 사람에 의해 실행되는 평

가) 같은 다른 평가 수단들도 레지던트 역량 평가에 사용될 수 있다.

역량 기준과 특정영역에 근거하여 개발된 양식을 사용하여 역량 습득의 진전 정도를 살펴보는 것은 지도감독 세션에 유익할 수 있다. 그러한 양식을 사용하여 결점을 해결하는데 어느 정도의 진전이 있는지 효과적으로 모니터하고 문서로 기록할 수 있다.

분리치료에서 지도감독과 평가 부분은 비의료인 치료사와의 협력에 대한 평가이며 지도감독이다. 슈퍼바이저들은 레지던트와 비의료인 치료사와의 소통 내용을 모니터하고 다루어야 한다. 이러한 소통들은 위기상황에서만 이루어지는 것이 아니라 정기적으로 행해져야 한다. 전문가들 간의 대립과 영역 싸움은 피해야 하며 충돌이 발생했을 때는 지도감독 하에 적절히 해결되어야 한다. 레지던트들은 비의료인 치료사들과 적절히 협력하고 직접적인 대립, 논쟁, 그리고 무엇보다도 환자를 영역싸움의 볼모로 이용하는 충돌을 피해야 한다. 레지던트들은 자신들의 지도감독 시간 동안에 비의료인 치료사와의 모든 어려운 상호작용을 토론하고 슈퍼바이저의 충고를 구해야 한다. 슈퍼바이저들은 한 번의 상담으로 레지던트들과 비의료인 치료사들 간의 충돌을 해결하려고 해서는 안 되며 또한 치료사의 슈퍼바이저가 관여하거나 참석하게 해서도 안 된다. 비의료인 치료사의 슈퍼바이저와 베테랑 비의료인 슈퍼바이저에게도 같은 규칙이 적용된다. 심각한 대립이 아닌 경우, 레지던트와 레지던트의 슈퍼바이저, 비의료인 치료사와 치료사의 슈퍼바이저 간의 만남을 주선하여 그러한 갈등들을 해결하도록 해야 한다.

결론

약물치료와 정신치료의 병용요법(통합 혹은 분리)에서 역량 평가는 적절한 수준의 역량 개발에 중요한 한 부분이다. 그것은 충분한 시간, 지도감독 전문기술, 특정 평가 도구 개발을 요구하는 복잡한 일이다. 슈퍼바이저들은 평가서, 접촉일지, 직접관찰, 구술 혹은 필기시험, 사례 발표 등과 같은 평가 도구들을 하나 이상 사용하기로 할 수 있다. 적절한 평가는 모든 측면, 기준들, 역량 영역(지식, 기술, 태도) 등을 포함한다. 비의료인 치료사들, 기타 정신건강 전문가들과 의료 전문가들 그리고 전문가 보조들과 협력하는 방법에 관한 기술 개발에 대한 특별한 관심이 줘야 한다.

〈저 자〉

Glen O. Gabbard, M.D.

Glen O. Gabbard 박사는 브라운 재단 정신분석학 학과장으로, 그리고 텍사스 휴스턴의 배일러 의과대학 정신의학/행동과학 교수 및 배일러 정신과 클리닉 책임자이면서 휴스턴 갈베스턴 정신분석연구소에서 수련지도분석가로 활동하고 있습니다.

정신치료와 약물치료 병용의 역량

초판인쇄일	2011년 11월 30일
초판발행일	2011년 12월 10일
저 자	Michelle B. Riba,M.D.,M.S. & Richard Balon, M.D.
옮 긴 이	이 태 영
펴 낸 이	오 무 근
펴 낸 곳	도서출판 **하나의학사**
주 소	서울시 종로구 홍파동 13-4 한솔빌딩 1층
출 판 등 록	제300-2011-21호(1988. 4. 1)
전 화	(02)730-2555, 2556
팩 스	(02)730-2557
이 메 일	hanampc@yahoo.co.kr

정가 16,000원

◆ 저자와의 합의로 인지 생략

◆ 잘못된 책은 구입처에서 교환하여 드립니다.

ISBN 978-89-92141-79-6 93510